HEYNE <

Der Autor

Horst Krohne ist seit Jahrzehnten einer der bekanntesten und erfolgreichsten Geistheiler Europas. Er nahm an zahlreichen wissenschaftlichen Forschungsprojekten teil und ist der Begründer der renommierten *Schule für Geistheilung nach Horst Krohne®*, die ein standardisiertes Ausbildungsprogramm in Energie- und Geistheilung anbietet. Dieses Programm gibt jedem Menschen die Möglichkeit, geistige Heilweisen zu erlernen und auszuüben.

HORST KROHNE

Organsprache-Therapie

Neueste Methoden der Geistheilung
in Verbindung mit
Aura und Meridianen

Unter Mitarbeit von
Gertraud Erlinger

WILHELM HEYNE VERLAG
MÜNCHEN

MIX
Papier | Fördert gute Waldnutzung
FSC® C014496
FSC www.fsc.org

Penguin Random House Verlagsgruppe FSC® N001967

5. Auflage

Taschenbucherstausgabe 6/2012

Neumarkter Straße 28, 81673 München
produktsicherheit@penguinrandomhouse.de
(Vorstehende Angaben sind zugleich Pflichtinformationen nach GPSR)

Redaktion: Dr. Juliane Molitor
Umschlaggestaltung: Guter Punkt, München,
unter Verwendung einer Abbildung von Shivananda Ackermann
Herstellung: Helga Schörnig
Satz: Schaber Datentechnik, Austria
Druck und Bindung: GGP Media GmbH, Pößneck
Printed in Germany

ISBN 978-3-453-70205-9

www.heyne.de

Inhalt

Vorwort

Psychosomatik ist keine Krankheit, sondern der ewig wirkende Ausdruck des Schöpferischen in allen Lebewesen oder anders ausgedrückt: die Wechselwirkung zwischen Körper, Seele und Geist. Erst wenn diese Wechselwirkung gestört ist, kommt es zur psychosomatischen Erkrankung. Das Ziel allen ganzheitlichen Bemühens wäre es also, den heilenden Ausgleich dieser Polarität herzustellen.

Ganzheitlichkeit in reiner Form ist jedoch nicht realisierbar. Jedes Lebewesen, jeder Mensch ist ständig unterschiedlichsten Einflüssen – stofflich wie energetisch – ausgesezt und reagiert ganz individuell darauf. Diese Individualität stellt sowohl für die Diagnose als auch für die Heilung eine Herausforderung dar. Sie werden bei verschiedenen Menschen, welche die gleichen Krankheitssymptome haben, sehr unterschiedliche Verursacher finden und daher auch mit differenzierten Heilmethoden arbeiten müssen.

Alles, was innerhalb und außerhalb des menschlichen Bewusstseins geschieht, führt zur wechselseitigen Beeinflussung und zur Verschiebung von Funktionen. Diese Einflüsse, ob es sich dabei um ansteckende Krankheiten oder krank machende Umwelteinflüsse handelt, haben einen Gegenpol: Heilungen.

Wenn es krank machende Einflüsse gibt, gibt es auch gesund machende. Wenn es ansteckende Krankheiten gibt, gibt es auch »ansteckende Gesundheit«. Dieses Prinzip liegt der informativen Möglichkeit zugrunde, Fehlsteuerungen rückgängig zu machen und Gesundheit herbeizuführen. Das Leben nimmt jede Information an, die zur Selbstregulierung führt. Nutzen Sie diese Gesetzmäßigkeit, um Heilinformationen zu übertragen.

Energie als Träger von Informationen fließt immer vom höheren zum niedrigeren Potenzial. Wenn beim Kranken eine Unterfunktion (Energiemangel) vorliegt, so fließt die Energie vom Heiler zum Kranken. Hat der Kranke eine Überfunktion, so fließt die Energie vom Kranken zum Heiler. Heilung ist also nicht nur Geben, sondern auch Nehmen.

Ein wichtiger Aspekt beim energetischen Heilen besteht einmal darin zu wissen, in welchem Energiesystem sich die Störung befindet und wie dieses Energiefeld gefunden werden kann, um die bestmögliche Energieübertragung möglich zu machen. Außerdem hat jede Fehlfunktion einen Verursacher. Wenn dieser nicht aufgedeckt wird, kann sich keine dauerhafte Heilung einstellen.

Ich kann Ihnen nicht versprechen, dass Sie ein Heiler sind, wenn Sie dieses Buch gelesen haben, denn Heilen ist nichts, was man »tun« kann. Ein Heiler wächst durch die Erfahrung, die er mit der Übertragung von Heilinformationen gemacht hat. Aber eines kann ich behaupten: Wenn Sie die Informationen aus diesem Buch nutzen und anwenden, wird das Übertragen von Heilenergie leichter für Sie werden.

Horst Krohne

Wie findet Heilung statt?

In vielen Versuchsreihen und den entsprechenden Veröffentlichungen (beispielsweise in *Das große Buch vom geistigen Heilen* von Harald Wiesendanger) wurde darauf hingewiesen, dass das Übertragen von Bioenergien von Mensch zu Mensch Wirkungen hinterlässt. Selbst über große Entfernungen (Fernheilung) wird dies nachgewiesen. Auch in unserem Hause habe ich jahrelange Messungen an Heilungssuchenden vorgenommen, und zwar mit Geräten, wie sie heute in der Bioresonanztherapie benutzt werden, mit der Kirlianfotografie und später mit Auraprojektion und Fotografien. All diese Messungen erbrachten den Beweis, dass eine Übertragung von Bioenergien möglich ist. Messbare Veränderungen lösen beim Empfänger allerdings nicht immer eine Heilung aus. Dies geschieht erst, wenn mehrere Bedingungen erfüllt sind:

1. Jede Erkrankung hat einen Verursacher, der meistens im Unterbewussten liegt. Solange dieser Verursacher unerkannt bleibt, kann keine Heilung erfolgen.
2. Jeder Mensch macht einen Prozess der Bewusstseinsentwicklung durch. Wenn das nicht erkannt wird, werden auch die mit diesem Prozess verbundenen Konflikte und/oder Krankheiten nicht verstanden. Der Weg zur Heilung ist versperrt, und es kommt zur Symptombehandlung.

3. Körper, Seele und Geist haben ihre eigenen Informationsfelder: Nervensystem, Meridiane, Chakren. Jede dieser drei Ebenen kann gestört sein und beeinflusst die anderen Bereiche. Wenn die gestörte Ebene erkannt und gezielt behandelt wird, kann Genesung stattfinden.
4. Auch wenn alle drei Energiesysteme einzeln gut arbeiten, kann es zu Übertragungsschwierigkeiten kommen. Wenn die Kommunikationsstörung zwischen Körper, Seele und Geist nicht behoben wird, kann sich keine dauerhafte Heilung einstellen.
5. Kein Mensch kann einen anderen heilen, wenn dieser nicht geheilt werden will. Nur wenn wir erreichen, dass der Kranke mitmacht und willens ist, den Verursacher zu meiden, kann Heilung stattfinden.
6. Um Heilenergie erfolgreich übertragen zu können, ist es notwendig, die tieferen Hintergründe aufzudecken. Erst wenn wir den Menschen *hinter* dem Menschen erfasst haben, besteht die Möglichkeit, auch das Unbewusste in die Heilung einzubeziehen.

Bioenergetisches und geistiges Heilen kann mit sehr unterschiedlichen Methoden wirken, wobei nicht die Methode heilt, sondern die Kraft, die über die Methode oder mit der Methode ins Fließen kommt.

Selbstheilung

Begünstigt wird die geistige Heilung dadurch, dass jedes Lebewesen die Fähigkeit zur Selbstregulierung und Heilung in sich trägt. Wenn wir als Energietherapeut Zugang zu dieser Selbstregulierungskraft bekommen und zuvor noch den Verursacher entkräftet haben, kann jede Art von Verbesserung eintreten. Die Übertragung von Heilinformation wird außerdem durch folgende Gesetzmäßigkeit begünstigt:

Auf dem Weg vom Geist über die Seele zum Körperlichen nimmt das Bewusstsein begierig jede Information auf, die zur Selbstregulation führt.

Heilung ist also kein Tun und auch keine Technik, die auf Wissen basiert.

Heilung ist immer und grundsätzlich eine *Selbstheilung oder Selbstregulation* des Empfangenden. Als Heiler haben wir nur die Möglichkeit, Heilungsenergie anzubieten. Annehmen und nutzen kann sie nur der Heilungssuchende selbst. Sowenig wie wir für einen anderen leben können, können wir Heilung »tun«. Wohl aber sind wir als Heiler in der Lage, Bedingungen zu schaffen, unter denen die bestmögliche »annehmbare« Übertragung stattfinden kann. Heilung und das Übertragen von Heilenergie findet im Unsichtbaren statt. Die Methode heilt nicht. Heilung können wir nicht tun. Alles bleibt im Unsichtbaren.

Besteht denn überhaupt eine Möglichkeit, das Übertragen von Heilenergien zu erlernen? Nun, auf der einen Seite haben wir außersinnliche Fähigkeiten und unser Gefühl, und andererseits können wir die Reaktionen des Empfangenden beurteilen. Daher wird in diesem Buch ausführlich auf Messverfahren, Diagnosemöglichkeiten und Beurteilungsmethoden eingegangen. Doch zuvor sollten einige Begriffe geklärt werden.

Heilenergie/Heilinformation

Heute bringt man das Wort Information vor allem mit Belehrung, Aufklärung und Vermittlung von Wissen in Verbindung. Das ist aber nur eine Seite des Begriffes. Aus dem Lateinischen kommend bedeutet das Wort auch: formgebend, Vermittlung von Wissen; etwas Ungeformtem die Möglichkeit geben, Form anzunehmen. Doch was für eine Energie ist es, die Informationen überträgt? Wenn wir den Heilungsprozess verstehen wollen, sollten wir wissen, was Heilungsenergie ist:

Im wahrsten Sinne ist Heilungsenergie gleich Lebensenergie.

Aber damit beginnt die Verwirrung erst richtig. Die Inder sprechen von *Prana*, wenn sie diese Energie meinen, die Chinesen nennen sie *Chi*, die Kahunas aus Polynesien *Mana*, die alten Ägypter bezeichneten sie als *Ka* und Wilhelm Reich als *Orgon*. Wie auch immer wir sie nennen wollen: universelle Kraft, göttliche Kraft, Geisteskraft oder Energie, die aus einem zentralen Bewusstsein stammt. Immer ist ein und dasselbe gemeint.

Wenn ich Heilenergie schreibe, spreche ich von geistiger Energie, vom »Geist« und meine damit gleichzeitig das göttliche Bewusstsein. Je mehr Namen wir gebrauchen, desto verwirrender wird alles. Viele sprechen auch vom mentalen Heilen oder von Imagination. Für mich ist auch dies ein geistiger Prozess. Das Gehirn ist das Instrument des Geistes, das Denken, die Suggestion und so weiter sind geistiger Natur.

Diese geistige Energie ist für mich als Heiler das Medium, das alles erwirken kann, wenn bestimmte Grundbedingungen erfüllt sind. Die notwendige Einstellung und die daraus erwachsenden Fähigkeiten sind erlernbar. Heilen bedeutet einfühlen und mitteilen. Je bewusster Sie energetische Informationen erfühlen, erkennen und diagnostizieren lernen, desto präziser werden die erlernbaren Übertragungen geistiger Energie sein.

Unser Weltbild ist von unserer körperlich/mechanistischen Erziehung geprägt. Wir sind nicht gewohnt zu erkennen, was wir nicht sehen. Geistige Energie oder Lebensenergie hat noch niemand gesehen. Was wir sehen, ist immer nur die Ausdruckskraft des Geistes in der Materie. Doch jeder Mensch hat auch außersinnliche Fähigkeiten, und diese Fähigkeiten machen es uns möglich, in das geistige Heilen hineinzuwachsen.

Krankheit – ein bipolares Problem

In der uns bewussten Welt herrscht Polarität. Es ist eine Welt der Gegensätze. Alle uns bekannten Energien bestehen aus einem Plus- und einem Minuspol. Unser ganzes Denken und Handeln wird von dieser Bipolarität bestimmt: Tun wir es oder tun wir es nicht; bin ich dafür oder bin ich dagegen; ja oder nein, hell oder dunkel, oben oder unten, rechts oder links und so weiter. Auch sämtliche Energiesysteme in uns unterliegen dieser Gesetzmäßigkeit:

- das Nervensystem als Sympathikus und Parasympathikus,

- Meridiane mit doppelter, polarer Plus- und Minusenergie,
- die Chakren mit der Ein- und Ausstrudelung geistiger Information.

Unser Denken, unsere Emotionen, unsere Neigungen und Gefühle bilden ein schwingendes Feld, das sich über Farberscheinungen der Aura, über Frequenzen der Meridiane und über Impulse der Chakren zum Ausdruck bringt. Alle diese Prozesse unterliegen der Polarität. Polarität ist ständige Wechselwirkung, ständige Unterscheidung, immerwährender Ausgleich. Jeder Pol nährt, erschafft und bedingt den anderen. Dieses ewige Schwingen, Wechseln und Pulsieren ist in uns und um uns. Nichts ist gleichbleibend. Ein Werden und Vergehen. Ein Auf und Ab.

Alle Einzelfunktionen unseres Körpers werden energetisch gesteuert. Die vom zentralen Nervensystem ausgehenden Impulse für alle Funktionen, seien es bewusste Bewegungsabläufe oder chemische Funktionen in den Organen, die größtenteils unbewusst ablaufen, stehen wiederum in ständigem Austausch mit allen übrigen Bioenergien. *Alle beeinflussen alles.*

Die Erfahrung zeigt, dass es diese Wechselwirkung zwischen körperlichem und psychisch/seelischem Geschehen gibt. Wir wissen auch, dass sich plötzliche und vorübergehende Erlebnisse störend auf das körperliche Geschehen auswirken können, dass diese Auswirkungen aber oft auch wieder vergehen, selbst wenn die Ereignisse sehr dramatisch waren. Erst wenn Erlebnisse nicht mehr verarbeitet und aufgelöst werden können, wenn also eine Dauerbelastung entsteht, führt dies zu einer dauerhaften Einschränkung der bewussten und unbewussten Lebensprozesse.

Diese Wechselwirkung spüren wir in unserem Gemüt, in unseren Körperfunktionen, in unserer Umwelt. Sie stellt eine Herausforderung dar und ist gleichzeitig der Weg der Erkenntnis und der Vervollkommnung. Wenn uns bewusst wird, dass wir in einem Universum ständig expandierender Möglichkeiten leben, können wir uns ein neueres Bild unseres Leben und natürlich auch unseres Körpers machen. Wenn wir unseren Körper für eine Struktur aus massivem, unbeeinflussbarem Fleisch und entsprechend spröden Knochen ansehen, können wir ihn höchstens zerschneiden, chemischen Prozessen unterwerfen oder auf andere Weise von außen her manipulieren. Entwerfen wir also lieber ein anderes Bild.

Betrachten wir alle unsere energetischen Prozesse als Rhythmen, als feine, ätherische Felder aus Wellen, die in unzähligen Rückkopplungsschleifen miteinander verbunden sind und eine relativ stabile Struktur in unserem physischen Körper aufrechterhalten. Erlebnisse, Gedanken und Gefühle können in dieser Struktur spezielle Resonanzen auslösen und innerhalb von Stunden, Minuten, manchmal sogar Sekunden Veränderungen herbeiführen.

Wir haben es nicht mit »Innen« oder »Außen« zu tun, denn in einer Sphäre pulsierender Energien, die untereinander Resonanzen auslösen, gibt es keine Einschränkungen. Innen und Außen bilden eine Polarität, sie bedingen sich gegenseitig. Unser Körper, unser Bewusstsein vervollständigt das Universum und nimmt an der universellen

Evolution teil. In jedem von uns, so klein oder unvollkommen er sich auch vorkommen mag, schlägt ein lautloser Puls der vollkommenen Rhythmen, ein Komplex einzigartiger Energien, Wellenformen und Resonanzen, individuell und dennoch mit dem ganzen Universum verbunden. Wenn es uns gelingt, diesen Pulsschlag zu erfassen, kann sich unsere persönliche Erfahrung von Grund auf verändern und damit in gewisser Weise auch unsere Umwelt. Polarität ist die Grundstruktur des Lebens. Ohne diese Unterscheidung gäbe es keine Entscheidung, keine Erkenntnis, keine Evolution.

Die Seele lernt über Krankheiten

Wir wissen, dass unerlöste Konflikte (oder die Unfähigkeit unseres Bewusstseins, diese Konflikte aufzulösen) unsere Lebensqualität auf die Dauer sehr stark einschränken. Wenn eine Dauerbelastung zur Funktionsstörung führt, muss es irgendwo in uns so etwas wie eine Sammelstelle, einen »Erinnerungsspeicher« geben. Viele psychosomatische Erkrankungen brechen erst aus, wenn »das Maß voll ist«, nach dem Motto: »Steter Tropfen höhlt den Stein« oder »Der Krug geht so lange zum Brunnen, bis er bricht.«

Der »Erinnerungsspeicher« in uns

Wo finden wir diesen »Erinnerungsspeicher«? Ist er im Gehirn zu suchen? Einiges deutet darauf hin. Oder handelt es sich dabei um die bioenergetischen Felder, die wir diagnostisch messen gelernt haben? Unsere Beurteilungsverfahren können mehr oder weniger Hinweise liefern, aber nicht immer ist daraus ein erfolgreiches Heilverfahren abzuleiten. Da drängt sich die Frage auf: Können die psychisch-seelischen Kräfte das Physische vielleicht so verändern, dass eine Umprogrammierung ganz natürlicher, vom Leben mitgegebener Funktions- und Erhaltungsweisen stattfindet, bis hin zur chemischen Veränderung rein körperlicher Art? Dabei können wir zum Beispiel an Steinbildungen, Ablagerungen, Stoffwechselstörungen und so weiter denken. Eines steht jedenfalls fest:

Die Seele formt den Körper,
wir haben ein eigenes Körperbewusstsein
und ein genetisches Erbe!

Können wir mit dem Körperbewusstsein Kontakt aufnehmen und etwas über die formgebenden Kräfte der Seele erfahren? Wenn wir an psychosomatischen Deutungen erkennen, dass ganz bestimmte Verhaltensweisen beziehungsweise Eigenschaften auf einzelne Körperteile und Organe wirken, müsste das Körperbewusstsein die verschiedenen Eigenschaften doch zu den unterschiedlichen Organen lenken und dort speichern beziehungsweise ablegen. Wenn dies der Fall wäre, müsste es doch eine Methode geben, die abgelegten und gespeicherten Eigenschaften wieder aufzudecken.

Die Frage war nun: Ist eine Kommunikation zwischen den unbewussten und den bewussten Ebenen des Gesamtbewusstseins möglich? Es ist ja bekannt, dass man in Tiefenentspannung und Hypnose Zugang zu den unbewussten Schichten hat. Ist es möglich, diese bekannten Verfahren so zu verändern, dass ein echter, aufschlussreicher Dialog mit psychosomatisch betroffenen Körperteilen und deren Funktionen entsteht?

Ich begann also mit den genannten Verfahren zu üben und nahm noch Techniken aus der Reinkarnationstherapie hinzu. Allmählich bildete sich ein eigenes Verfahren mit sehr aufschlussreichen Möglichkeiten heraus. Eine überraschende Erkenntnis, die sich auf diese Weise einstellte, war, dass unsere Organe und Körperteile mehr Bewusstsein und Erinnerungsvermögen an lang zurückliegende Ereignisse und unerlöste Konflikte haben, als bisher angenommen. Genauso überraschend war, dass Organe und Körperteile auch untereinander eine Art Dialog führen und sich gegenseitig sowohl stützen als auch belasten. Jedes Organ, ob groß oder klein, jeder Körperteil (sei es ein Gelenk am Fuß oder ein Muskel im Arm) steht in einem spezifischen Verhältnis zum Gesamtbewusstsein. Sie alle empfangen innere und äußere Erlebnisse, speichern sie und geben sie wieder ab.

Manchmal gab es präzise Angaben zu bestimmten Erlebnissen, aber dann auch wieder nichtssagende oder diffuse Aussagen. Aber immer gelang es, die tieferen Hintergründe einer psychosomatischen Erkrankung aufzuspüren und mit sich daraus ergebenden Therapien zu erlösen oder zumindest abzuschwächen. Natürlich braucht man auch für die Organsprache-Therapie viel Erfahrung und Übung sowie ein Wissen über die Zusammenhänge zwischen den einzelnen Bewusstseinsebenen.

Der Dialog mit den Organen/Körperteilen (siehe auch »Organsprache-Therapie« ab Seite 28) macht deutlich, dass unsere Seele über den Körper, mit dem Körper und durch den Körper lernt. Sie lernt und wächst durch das Erleiden und Erleben von Funktionsstörungen des Körpers. Genau diese Leidensformen, die durch psychosomatische Erkrankungen entstehen, bieten unserer Seele die Möglichkeit, Lernprozesse zu durchlaufen, die außerhalb des logisch-analytischen Denkens liegen, und daran zu wachsen. Dabei handelt es sich um Emotionen, Gefühle, Neigungen, Bedürfnisse und ganz besonders um Liebe. Die Seele lernt das Miteinander mit dem Körper (Mikrokosmos) bis hin zum Gesamtbewusstsein (Makrokosmos). So wie jedes Organ, jeder Körperteil und jede Funktion einen Beitrag zum Ganzen leistet und die Liebe zum Teamwork entsteht, so entsteht durch Selbsterkenntnis und Selbstverwirklichung allumfassende Liebe. Psychosomatische Störungen sind Lernschritte auf dem Weg zur Vollkommenheit. Der von uns beseelte Körper ist ein wunderschönes Geschenk auf dem Weg ins Licht der Allwissenheit.

Entwicklungsschritte in drei Ebenen

Betrachten wir also jede psychosomatische Problematik als einen Entwicklungsschritt, der dazu dient, unsere Eigenschaften und unseren Charakter zu verbessern. Es ist dies ein Lernschritt auf der untersten Ebene, ein Lernschritt ganz persönlicher Natur.

- *Geistige Ebene:* Unsere Seele, verbunden mit der Vollkommenheit des Geistes, ist in der Lage, die meisten Prozesse des Lebens (dazu gehört auch der Erhalt des Körpers) mit großer Präzision zu steuern.

- *Seelische Ebene:* Gelingt es der Seele nicht, im Geiste die Lernprozesse zu durchlaufen beziehungsweise die Probleme zu lösen, mit denen sie konfrontiert wird, kommt sie in Konflikt mit dem Umfeld, der Natur, dem Kollektiv und anderen Menschen. Das Umfeld und alles, was wir dort erleben, ist immer ein Spiegelbild der Seele. Wenn auf diesem Gebiet keine Lernschritte unternommen oder korrigierenden Erfahrungen gemacht werden, geht das zu Erlernende auf die Ebene des körperlichen Geschehens und wird zum individuellen Problem.
- *Körperliche Ebene:* Jede Erkrankung ist ein Hilfeschrei der Seele.

Nachdem man über den Dialog mit dem Körpergeschehen die Ursache eines Leidens gefunden hat, sollte dieses Leiden auf die nächsthöhere, am besten auf die geistige Ebene gehoben und dort aufgelöst werden. Jede Therapie, die auf der körperlichen Ebene bleibt, ist schmerzhaft und langsam. Verschleppte oder chronische Krankheiten, Funktionsstörungen durch Operationen und vieles mehr sind dann die Folge.

So wie die Homöopathie einen Weg gefunden hat, Krankheiten auf einem höheren Schwingungsfeld auszusteuern, sollten wir in der Therapie immer versuchen, die Heilung zu potenzieren – am besten bis zur Ebene der Geistheilung.

Unfällen und Einschränkungen der körperlichen Vitalität liegt manchmal eine tiefe Weisheit zugrunde. Das Bewusstsein greift über das körperliche Geschehen in Lebensprozesse ein.

Ähnlich faszinierend wie die oft unerwarteten Erklärungen der Reinkarnationstherapie für Krankheit, Leid und schicksalhafte Verkettungen, aber auch für glückliche Zustände, ist es, wenn man die Erfahrung macht, dass so manche Erkrankung oder Behinderung auch ihre guten Seiten hat. Wenn wir so etwas erleben, verstehen wir geistige Lehrsätze wie:

Jede Krankheit will uns etwas sagen.
Eine Erkrankung oder ein Missgeschick kann sich später als Segen erweisen.
Dein Körper ist klüger, als du denkst.

Wie werde ich Heiler?

Oft werde ich gefragt: »Wie erkenne ich, ob ich heilen kann, und welche Methode ist die richtige?« Nur durch Erfahrung, inneres Hineinfühlen und Üben kommt es zum geistigen Erwachen. Die größte Hürde auf diesem Weg ist das eigene Denken und natürlich die persönliche Lebenserfahrung. Beide zusammen führen zu einengenden Glaubenssätzen, die nur durch überzeugende Erlebnisse überwunden werden können. Im Laufe Ihrer praktischen Ausbildung und vor allem, wenn Sie Gelegenheit haben, bei den Behandlungen eines erfahrenen Heilers anwesend zu sein, werden Sie erkennen, dass es noch eine andere Dimension gibt. Wenn Sie Geistheiler werden wollen, sollten Sie keine Anstrengung scheuen, Ihr Bewusstseinsniveau anzuheben. Wissen allein heilt nicht. Erst wenn Sie Ihr Wissen am Menschen anwenden, werden Sie erfahren, worum es beim Heilen geht.

Neben allen praktischen Fertigkeiten sollten Sie ein paar grundlegende innere Voraussetzungen mitbringen:

- Sie müssen von dem starken Wunsch erfüllt sein, kranken Menschen zu helfen. Dieser Wunsch sollte einer liebevollen Grundhaltung entspringen – niemals einem Geltungsbedürfnis. Erkennen Sie, dass Ihre Motivation darin besteht, in Liebe anderen Lebewesen Heilkraft zu übertragen. Erkennen Sie: *Es heilt durch mich!*
- Eine weitere Grundhaltung ist das Mitgefühl, eine liebevolle Anteilnahme und das Wissen, dass jeder Mensch auf Vollkommenheit ausgerichtet ist. Erkennen Sie, dass das Übertragen von Heilkraft (in liebevoller Zuwendung) ein Weg zur Vollkommenheit ist.
- Lassen Sie sich nicht von Ihrem eigenen Denken einschränken. Vertrauen Sie darauf, dass durch das Übertragen von Heilkraft alles möglich ist.
- Erkennen Sie, dass jeder Mensch seinen Weg geht und manchmal gehen muss. Heilung kann nicht erzwungen werden. In vielen Fällen wird mit der Heilinformation das Licht der Erkenntnis übertragen.

Heilbehandlungen

Durch gezieltes Fragen (siehe dazu »Diagnostische Grundfragen«) kann der Heiler einen ersten Eindruck vom Verursacher der Krankheit bekommen. Als Nächstes ist es wichtig herauszufinden, in welchem System sich die Fehlfunktionen eingegraben haben. Ist es im körperlich-chemischen System, handelt es sich um Fehlfunktionen der Organe, um Durchblutungsstörungen und so weiter? Ist das Immunsystem in Ordnung, funktioniert die Zellregeneration? Wie gut ist die Psychosomatik? Wie stark ist die Lust am Leben? Hat das Leben für den Kranken noch einen Sinn? Ist die Krankheit ein Angstsymptom? ... Je genauer die Diagnose, desto gezielter kann der Heilstrom fließen und desto kraftvoller ist die Heilwirkung.

Heilen mit geistig-mentaler Energie, mit biomagnetischer Kraft, mit Gebeten oder in Zusammenarbeit mit Engeln oder einem Arzt aus dem Jenseits – das sind sowohl von der Einstellung als auch von der Wirkung her unterschiedliche Übertragungsmethoden. Mit welcher Methode Sie Erfolg haben, können Sie nur selbst herausfinden.

In diesem Buch werden hauptsächlich drei Heilungsarten beschrieben:

- die *Organsprache*, ein Dialog mit dem Körperbewusstsein,
- die *Aura-Diagnose* mit den entsprechenden Behandlungsmethoden
- und die *Meridian-Diagnose* und *-Behandlung*.

In meinem Buch *Die Schule der Geistheilung* finden Sie ausführliche Informationen zur Diagnose und Behandlung der Chakren. Wenn Sie die ab Seite 71 vorgestellten energetischen Diagnosen in der Aura, den Meridianen, bei der Ernährung, am Schlafplatz und so weiter durchgeführt haben, werden sich verschiedene Behandlungsmöglichkeiten anbieten, die auch zum Erfolg führen.

Schrittweises Vorgehen

Aufgrund der bioenergetischen Messergebnisse und der Befindlichkeit der jeweils getesteten Personen kann eine Behandlungsstrategie entworfen werden. Wichtig ist es festzulegen, welche Schritte in welcher Reihenfolge zu gehen sind. Es muss immer unser Ziel sein, den Verursacher der Krankheit zu neutralisieren, und gleichzeitig müssen wir dafür sorgen, dass der zu Behandelnde mitmacht.

1. Verursacher meiden

Beispiel 1: Es wurde ermittelt, dass *Unverträglichkeiten* auf mehrere Nahrungsmittel bestehen. Also muss der Heilungssuchende diese Nahrungsmittel meiden. Das wäre der erste Schritt. Wenn der Kranke unseren Empfehlungen folgt, können wir die geschwächten Meridiane und Organfunktionen mit Heilenergie stabilisieren. Wenn wir erst behandeln und abwarten würden, ob er nun alle Nahrungsmittel verträgt, wären die Erfolgsaussichten fraglich.

Beispiel 2: Wir haben herausgefunden, dass der Heilungssuchende auf einer *Erdstrahlung* schläft. Der energetische Aufbau kann also erst beginnen, wenn das Bett auf einer neutralen Zone steht. Es wäre sinnlos, gegen die nächtliche Dauerbelastung »anzuheilen«.

Beispiel 3: Wenn der Verursacher im *zwischenmenschlichen Bereich* liegt, kann der erste Schritt darin bestehen, den Kranken energetisch aufzubauen. Zwischenmenschliche Probleme zeigen sich immer im Chakren-System. Wenn wir die Chakren stabilisieren, ist der Klient in einer besseren Gemütsverfassung und kann durch liebevolle, vernünftige Beratung zu anderen Ansichten gelangen, aus denen sich oft neue Erkenntnisse und Möglichkeiten ergeben, mit den Konflikten fertig zu werden. Den ersten Schritt zur Auflösung der Konflikte muss der Kranke selbst tun. Unsere Unterstützung besteht darin, dass wir die Chakren-Energie über einen längeren Zeitraum stabilisieren. So kann eine Entwicklung gefördert werden, die vorher unmöglich schien.

2. Den Heilungssuchenden zur Mitarbeit ermutigen

Die Mitwirkung des Hilfe Suchenden ist immer unerlässlich. Sowenig wie der Heiler für einen anderen Menschen leben kann, kann er eine Heilung für ihn durchführen. Unsere Arbeit besteht immer darin, die Selbstheilungskräfte des Menschen anzuregen und seine Selbstverwirklichung zu fördern. Annehmen und verwirklichen muss der Hilfe Suchende immer selbst. Es spielt keine Rolle, mit welcher Heilmethode gearbeitet wird. Heilung oder Konfliktlösung ist und bleibt eine persönliche Herausforderung und dient dem Wachstum der Seele.

3. *Erkennen des Verursachers*

In vielen Fällen ist der Verursacher der Krankheit nicht auf Anhieb auszumachen. Hier kann eine Energieübertragung zunächst zu Stabilität und Wohlbefinden führen. Die Erfahrung zeigt, dass jeder fünfte Mensch unklare Krankheitssymptome hat. Stoffwechsel, Gefühle, Denken, Ängste – es sind unsere menschlichen Schwächen, die für Turbulenzen unter den lebenserhaltenden Kräften sorgen und Unwohlsein erzeugen. Wenn der Heilungssuchende zur Mitarbeit angeregt werden kann, ist es möglich, die Störungen mit Hilfe von energetischen Heilmethoden zu beheben.

Eine Frage hat sich in diesem Zusammenhang als äußerst nützlich erwiesen: »Was muss ich lassen, damit mir das nicht mehr passiert?« Antworten auf diese Frage können wir durch unsere energetischen Testverfahren finden. Schon aus der Erkennung der Aura lässt sich viel ableiten, und die Meridiane bieten besonders viele Hinweise zur Erklärung von Krankheitsbildern.

4. *Lösung = Erlösung*

Unsere größte Stärke liegt im Übertragen von Heilkräften. Wenn die Lebensenergien durch unser Bemühen in Harmonie kommen, wird Wachstum in Richtung Vollkommenheit stattfinden. Es gab Fälle, wo sich die Lösung = Erlösung erst nach mehrmaligen Heilkorrekturen abzeichnete. Geben Sie also beim Heilen nicht zu schnell auf. Manche Dinge brauchen nun mal ihre Zeit. Aber »kleben« Sie auch nicht zu lange an einem Kranken. Entwickeln Sie ein Gefühl dafür, ob Ihre Bemühungen zum Ziel führen.

5. *»Wiederkommer«*

Es gibt Krankheiten, bei denen kein eindeutiger Verursacher festgestellt werden kann. Der Kranke, der darunter leidet, wird wiederkommen. Sie behandeln ihn, die Energien werden ausgeglichen, der Klient fühlt sich wohl, kommt aber dennoch nach einiger Zeit wieder. Trotz mehrmaliger Bemühungen Ihrerseits will die Krankheit nicht verschwinden.

In solchen Fällen hat sich der Dialog mit dem Unbewussten über das Körperbewusstsein bewährt – die Organsprache-Therapie.

Organsprache-Therapie

Haben Sie sich schon einmal gefragt, wie die Zusammenhänge erklärbar sind, die das psychosomatische Geschehen bewirken? In den letzten Jahrzehnten wurden viele Feinmessverfahren zur Bestimmung der Bioenergien entwickelt. Besonders im Zusammenhang mit dem Bioresonanzverfahren wurde erkannt, dass psychische Zustände Schwingungen und Frequenzen haben, die mit den Schwingungen und Frequenzen der Körperteile und Organe in Berührung kommen und Resonanzen oder Dissonanzen, vielleicht sogar Interferenzen auslösen. Diese energetischen Berührungen sind von Mensch zu Mensch (aufgrund seiner Eigenschaften und Lebensweise) verschieden, haben aber trotzdem gewisse Gesetzmäßigkeiten und können demnach diagnostiziert werden.

Warum funktioniert Organsprache-Therapie?

1. Jedes Organ, jeder noch so kleine Körperteil hat Anteil am Gesamtbewusstsein, und zwar vor allem, wenn es um das Aufnehmen, Speichern und wieder Abgeben von Erlebnissen geht. Körperteile/Organe wie unter anderen die

Wirbelsäule, die Leber, die Nieren und das Herz leisten dabei einen großen Beitrag.

2. Jedes Organ/Körperteil hat ein spezielles Resonanzfeld und eine spezielle Aufnahmekapazität für Ereignisse, Begriffe und Verhaltensweisen.

3. Die Aufnahmeleistung ist sehr unterschiedlich. Sie hängt vom inneren Dialog ab, von der Bereitschaft, sich mit anderen Organen und Funktionsweisen auszutauschen.

4. Ein mangelhafter innerer Dialog kann sogar zu aggressivem Verhalten unter den Körperteilen/Organen führen. Selbst polare Körperteile treten bisweilen in einen Disput miteinander. So kann zum Beispiel die linke Niere die rechte Niere bekämpfen, der rechte Arm den linken, die rechte Schulter die linke und so weiter. Dadurch entstehen energetische Verschiebungen, aus denen sich wiederum Versorgungsprobleme ergeben können (Durchblutungsstörungen, Lymphversorgungsprobleme oder nervlich bedingte Unverträglichkeiten).

5. Jedes Organ/Körperteil ist im Aufnehmen und Abgeben genau so begrenzt wie seine physische Funktion. Die einzelnen Körperteile haben also nur ein »begrenztes« Bewusstsein. Beim diagnostischen Gespräch mit ihnen erscheinen sie einerseits wissend, andererseits kindlich naiv, besonders wenn es um Bereiche geht, zu denen dieser Körperteil keine Beziehung hat (beispielsweise die Beine zum Gefühl, die Blase zur Liebe, das Herz zum Denken und so weiter).

6. Die einzelnen Körperteile können auch äußerst schweigsam sein, besonders wenn sie glauben, für die Preisgabe ihrer Probleme bestraft zu werden, oder aus Angst, andere Or-

gane mit hineinzureißen. Auch Schweigsamkeit aus Trotz kommt immer wieder vor. Diese Verweigerungshaltung kann oft nur dadurch überwunden werden, dass man andere Organe in den Dialog einbezieht. Oft müssen Organe ermahnt werden, dem Ganzen zu dienen und durch die Preisgabe ihrer Leidensform dem Gesamtorganismus zu helfen.

7. Das Gehirn, für uns der Sitz des Bewusstseins, ist auf der Ebene, auf der die Organe/Körperteile in Dialog miteinander treten, nur ein Organ von vielen. Meistens sprechen die Organe vom Kopf als »dem da oben«, und oft auch durchaus abfällig.

8. In der Organsprache darf das Gehirn nicht mit der Intelligenz verwechselt werden. Wir sprechen hier auf einer völlig anderen Ebene mit dem Gehirn, indem wir es in erster Linie als die Zentrale betrachten, die beispielsweise für die Versorgung des Körpers mit Blut und Lymphe sowie mit Bioelektrizität zuständig ist, außerdem für die Versorgung mit Informationen über die Sinnesorgane, für außersinnliche Wahrnehmung sowie für Träume. Das Gehirn kann so in einen Dialog gebracht werden, dass es sowohl über diese Versorgungsfunktionen spricht als auch über sich selbst und seine einzelnen Teile: Großhirn, Kleinhirn, Hirnstamm, Rückenmark oder speziell über die Hirnanhangsdrüse.

9. Die angesprochenen Organe benutzen die Stimmbänder und den erworbenen Sprachschatz der Erinnerung, um sich auszudrücken. Sie sprechen sowohl über harmonische als auch über belastende Bereiche.

10. Jedes Organ, alle Körperteile und sämtliche Funktionen sind in das Gesamtbewusstsein eingebunden, auch wenn sie autark erscheinen und scheinbar über einen freien Wil-

len verfügen. Erst wenn das einzelne Organ in der Therapie dem Ganzen zugeführt werden kann und Austausch und Zusammenarbeit entstehen, setzt dauerhafte Heilung ein.

Grenzen der Organsprache-Therapie

Es ist wie bei allen Heilmethoden: Nicht jeder Mensch spricht auf jede oder eine bestimmte Therapie an. Die Grenzen der Organsprache-Therapie beziehungsweise des Dialogs mit dem Körperbewusstsein liegen dort, wo das Unbewusste mangels Einfühlungsvermögen nicht wahrgenommen wird oder eine starke »Kopfbetonung« diese Art von Behandlung ablehnt. Solche mentalen Sperren können Überzeugungen sein (zum Beispiel: Die Schulmedizin und ihre Methoden/Medikamente sind das einzig Richtige. Nur das kann helfen, da es ja wissenschaftlich erwiesen ist.) oder Glaubenssätze wie: Das ist angeboren beziehungsweise vererbt. Da kann mir keiner helfen.

Überdurchschnittlich erfolgreich ist diese Therapie dort, wo die Ursache der Erkrankung im Seelischen liegt, wo also weder Mikroorganismen noch ein erkranktes Organ als Verursacher infrage kommen. Von dieser Art Erkrankungen gibt es sehr viele. Dazu gehören beispielsweise zu hoher oder zu niedriger Blutdruck, diverse Degenerationserscheinungen, Verstopfung, Übergewicht, viele Stoffwechselstörungen, Süchte und vieles mehr. Eine sehr gute Wirkung zeigt die Organsprache bei Allergien und als Mittel zur Raucherentwöhnung. Hier liegt die Erfolgsquote bei

80 Prozent, und das bei meist nur einer Behandlung. Aufgrund dieser Erfolgsaussichten wurde das Protokoll einer Raucherentwöhnung aufgezeichnet (siehe Seite 62). Bei jeder Suchtbehandlung, so auch bei der Raucherentwöhnung, muss mit viel Liebe gearbeitet werden.

Einstieg in die Organsprache-Therapie

Die Erfolge, die durch die Organsprache-Therapie erzielt werden, basieren auf dem Zusammenwirken zweier Methoden:

- Hinführung des Patienten in das Körperbewusstsein – einfühlen, wahrnehmen und zum Teil sogar »sehen« – und
- Übertragung von Heilenergie durch den Heiler.

Ähnlich wie in der Reinkarnationstherapie oder bei tiefenpsychologischen Anwendungen wird zunächst eine Vertrauensbasis zwischen Therapeut und Patient aufgebaut. Dann wird der Patient in einen meditativen Entspannungszustand versetzt. Sobald er auf dieser Ebene der inneren Wahrnehmung angekommen ist, fühlt und sieht er den Heilstrom. Dazu sind allerdings eine harmonische Atmosphäre, Zeit und Geduld nötig. Nicht jeder Einstieg geht schnell vonstatten und führt auf direktem Weg zum Problem. Es wäre auch falsch, sofort auf das Ziel loszusteuern. Wenn es gelungen ist, in einen Dialog mit gesunden Körperteilen zu treten, kann die Aufmerksamkeit behutsam auf den zu therapierenden Teil des Körpers gerichtet werden. Der Einstieg über einen gesunden Arm oder ein gesundes Bein hat sich bewährt. Er ist für die langsame Wahrnehmung des körperlichen Geschehens nötig und dauert manchmal ebenso lange wie das Aufspüren der Ursache selbst. Insgesamt sollte man für die Behandlung mindestens 30 Minuten veranschlagen.

Die Harmonisierung, die der Patient dabei im Seelischen wie im Körperlichen empfindet, beruht darauf, dass er das Psychische und dessen Auswirkungen im Körperlichen gleichzeitig wahrnimmt, also auf der Bewusstwerdung der Psychosomatik. Die Art der Erkrankung spielt dabei keine Rolle. Wenn das Psychisch/Seelische zu der Störung geführt hat, sind Heilerfolge möglich.

Diese Behandlung kann auch von zwei Personen durchgeführt werden: Eine Person führt den Dialog, die andere ist der erfahrene Heiler.

Praktische Anwendung der Organsprache-Therapie

- *Auf Reaktionen achten*

Wenn Sie die Organsprache anwenden, sollten Sie wachsam bleiben und auf alle Regungen des Patienten achten. Bitte bedenken Sie: Sie suchen im Verborgenen, im Unbewussten. Routinebehandlungen sind also absolut nicht angebracht. Seien Sie stattdessen kreativ und neugierig, und denken Sie daran, dass jeder Mensch einzigartig ist. Wenn Sie das beachten, werden Sie merken, dass jeder Fall eine Bereicherung ist, eine Erfahrung, die etwas über die Vielfalt des Lebens aussagt. Eine erfolgreiche Organsprache-Behandlung ist ein Erlebnis für beide Seiten.

- *Die richtige Wortwahl*

Alle Worte, die gesprochen werden, sowohl vom Therapeuten als auch vom Behandelten, sind Schritte auf dem Weg zur Heilung. Sie sorgen dafür, dass im richtigen Augenblick Energien an die richtige Stelle übertragen werden können, und bereiten damit den Weg für den Heilstrom. Letztlich löst aber der Heilstrom die Heilung aus, nicht das gesprochene Wort.

- *Wohin die Hände gehalten werden*

Wie Sie Ihre Hände halten sollen und wohin, werden Sie durch Erfahrung lernen. Eine Hilfe sind Kurse, Arbeitsgruppen und mein Buch *Handbuch für heilende Hände.* Im nächsten Kapitel werde ich auf verschiedene Behandlungsarten eingehen. Damit und vor allem auf der Basis Ihrer eigenen Erfahrungen werden Sie früher oder später Heilerfolge erzielen können – ganz besonders, wenn Sie alle krank machenden Faktoren durchleuchten, Hintergründe aufdecken und die energetische Ebene im Bewusstsein des Patienten erkannt haben.

- *Aufklärung über den wahrscheinlichen Verursacher*

Es ist wichtig, dass der Heilungssuchende erfährt, warum er leidet. Erklärungen zu dem wahrscheinlichen Verursacher sollten jedoch behutsam und liebevoll abgegeben werden. Warten Sie mit der Bekanntgabe Ihrer Meinung, bis Sie sämtliche Fakten aus den drei Ebenen (Aura, Meridiane, Chakren) gesammelt und verglichen haben. Hinterfragen Sie Ihre Vermutungen vorsichtig (»Könnte es sein, dass Sie so oder so denken, fühlen, urteilen, sich über dies oder jenes erregen, ärgern ...«). Niemals darf ein Kranker wegen seiner falschen Einstellung verurteilt werden.

- *Den Weg zur Gesundheit aufzeigen*

Zeigen Sie den Weg zur Gesundheit auf. Falsch wäre beispielsweise zu sagen: »Sie müssen das so machen ...« Richtig ist: »Vielleicht können wir es mal so versuchen ...« Benutzen Sie die Suggestionstexte zu den Meridianen und die Affirmationen zu den Chakren (siehe dazu auch *Die Schule der Geistheilung* und *Handbuch für heilende Hände*). Liebevolle Texte finden Sie auch in Louise Hays Buch *Heile deinen Körper*. (Nähere Angaben zu allen Büchern finden Sie im Literaturverzeichnis.)

- *Eigene Affirmationen austesten*

Wenn Sie mit dem Biotensor arbeiten, können Sie auch eigene Affirmationen austesten. Bilden Sie einen Satz, und bitten Sie den Kranken, seine Hand neben den geschriebenen Satz zu halten. Während er den Satz liest, halten Sie den Tensor-Ring zwischen Hand und Text. Entsteht nun eine horizontale Schwingung, so heißt das, die Worte werden helfen. Alle anderen Bewegungen (senkrecht oder rotierend) würden entweder nicht helfen oder sogar eine Verschlechterung auslösen. Der Kranke bestimmt, was ihm guttut.

- *Messungen*

Beginnen Sie mit Ihren Messungen in der Aura. Dann haben Sie eine schnelle energetische Grundlage. Es gibt keine schnellere Möglichkeit, Schwachstellen zu finden (siehe dazu Seite 97 ff.).

Beispiele aus der Praxis

Dialog mit einer Niere

Vorgeschichte: Brigitte A., fünfzig Jahre alt und selbst Heilpraktikerin, hatte seit ihrer Kindheit Nierenprobleme, die sich bisher jeder Heilung widersetzten. Es folgt der wörtlich mitgeschriebene Dialog mit ihrer Niere:

THERAPEUT: Bitte schließen Sie die Augen.
Achten Sie auf Ihren Atem, wie er gleichmäßig fließt.
Mit jedem Atemzug sinkt Ihr Bewusstsein tiefer und tiefer.
Die Außenwelt verschwindet. Alle Gedanken ziehen weiter.
Alle Geräusche um Sie herum sind Ihnen völlig gleichgültig.
Sie hören nur noch meine Stimme.
Sie sind in einem tiefen Meditationszustand.
Der einzige Unterschied zu einer normalen Meditation besteht darin, dass Sie antworten werden, wenn ich frage.
Wir werden nun eine Übung machen.

Du bist tief entspannt und bist reines Bewusstsein.
Dein Bewusstsein geht nun in die rechte Hand.
Du bist nur noch rechte Hand, weiter nichts als rechte Hand.
Dein ganzes Bewusstsein ist in der rechten Hand.
Du spürst dich als rechte Hand.
Vielleicht kannst du dich auch als rechte Hand sehen, so von innen heraus – die Muskeln, die Sehnen und die Haut rund herum.

Ich frage dich nun, rechte Hand: Wie fühlst du dich?

BRIGITTE A.: *Ich habe Angst, es nicht zu schaffen; ich will viel, alles.*

THERAPEUT: Was hindert dich daran, es zu schaffen?

BRIGITTE A.: *Weil es so eng ist.*

THERAPEUT: Wer macht die Enge?

BRIGITTE A.: *Ich selbst.*

THERAPEUT: Möchtest du, dass ich dir helfe, die Enge zu überwinden?

BRIGITTE A.: *Ja.*

Es wird nun mit heilenden Händen Energie in die rechte Hand übertragen, damit alle Systeme (Blut, Lymphe und Nerven) besser in Fluss kommen.

THERAPEUT: Wie geht es dir, rechte Hand?

BRIGITTE A.: *Es ist ganz leicht und hell jetzt.*

THERAPEUT: Dein Bewusstsein geht jetzt in den rechten Unterarm, du bist nur noch rechter Unterarm. – Ich frage dich, wie fühlst du dich?

BRIGITTE A.: *Ganz zusammengezogen, verkürzt.*

THERAPEUT: Was ist der Grund, dass du so kurz bist?

BRIGITTE A.: *Es ist alles so fest.*

THERAPEUT: Weißt du, wer das auslöst?

BRIGITTE A.: *Ich bin überfordert.*

THERAPEUT: Möchtest du, dass ich dir Kraft gebe?

BRIGITTE A.: *Es muss auch so gehen.*

THERAPEUT: Dein ganzes Bewusstsein geht nun in den rechten Oberarm, du bist nur noch rechter Oberarm. – Wie fühlst du dich, rechter Oberarm?

BRIGITTE A.: *Zu kräftig.*

THERAPEUT: Du schickst nun deine ganze Kraft in deinen Unterarm, bis hin zu den Fingerspitzen. – Kannst du es, oder soll ich dir helfen?

BRIGITTE A.: *Es wird schon gehen.*

THERAPEUT: Dein ganzes Bewusstsein geht nun zum Herzen, du bist nur noch Herz – du fühlst dich als Herz und kannst dich beurteilen. – Ich frage dich nun, Herz: Wie siehst du aus, wie fühlst du dich?

BRIGITTE A.: *Ich brauche sehr viel Raum.*

THERAPEUT: Brauchst du den Raum immer?

BRIGITTE A.: *Ich habe ihn gebraucht, aber nicht bekommen.*

THERAPEUT: Mal eine andere Frage: Liebst du deinen Arm?

BRIGITTE A.: *Umgekehrt, er liebt mich nicht.*

THERAPEUT: Das Herz ist das, was liebt, und nicht umgekehrt. – Du bist es, der den Körper über den Kreislauf versorgt, der verströmt. – Macht dir das eigentlich Freude?

BRIGITTE A.: *Ich arbeite gern.*

THERAPEUT: Ich frage dich nach Freude – freust du dich, dass du das Herz bist?

BRIGITTE A.: *Ich weiß nur, dass ich gern arbeite.*

THERAPEUT: Hast du dich nie gefreut?

BRIGITTE A.: *Ich weiß nicht, ob ich das darf.*

THERAPEUT: Wann hast du die Freude verloren, ist das schon lange her?

BRIGITTE A.: *Ich weiß nur, dass ich arbeiten muss.*

THERAPEUT: Du arbeitest ohne Freude?

BRIGITTE A.: *Freude darf man nicht haben, man muss arbeiten.*

THERAPEUT: Du bist das Organ, das den ganzen Körper versorgt, von Kopf bis Fuß. Ohne Freude erreichst du deinen Körper nicht.

Die Freude ist eine dir zustehende Kraft, neben der Liebe, deren Repräsentant du bist. Ich werde dich nun mit Freude versorgen, und dann sehen wir weiter.

Es folgt nun eine Energieübertragung durch Handauflegen.

THERAPEUT: Dein Bewusstsein geht jetzt in die rechte Niere, du bist nichts als Niere. – Ich frage dich, Niere, wie fühlst du dich?

BRIGITTE A.: *Schwer.*

THERAPEUT: Was ist schwer?

BRIGITTE A.: *Alles durchkriegen ist schwer.*

THERAPEUT: Wie bitte?

BRIGITTE A.: *Alles, alles ist grob.*

THERAPEUT: Kannst du nicht dafür sorgen, dass es feiner wird?

BRIGITTE A.: *Es ist nicht meine Aufgabe.*

THERAPEUT: Wessen Aufgabe ist es denn?

BRIGITTE A.: *Es geht mich nichts an, ich habe es nur durchzukriegen.*

THERAPEUT: Du musst deinen Körper von bestimmten Giften erlösen, du musst das Blut reinigen, das ist deine Pflicht. Du kannst nicht sagen, das geht mich nichts an. Hol dir doch Hilfe – wie geht es deiner Schwester, der linken Niere?

BRIGITTE A.: *Die tanzt immer.*

THERAPEUT: Dein ganzes Bewusstsein geht jetzt in die linke Niere – du bist nur noch linke Niere. Wie fühlst du dich?

BRIGITTE A.: *Gut.*

THERAPEUT: Du hast eine Schwester, die rechte Niere.

BRIGITTE A.: *Na und?*

THERAPEUT: Warum leidet deine Schwester, die rechte Niere?

BRIGITTE A.: *Warum? Das geht mich nichts an!*

THERAPEUT: Ihr seid zwei Nieren – arbeitest du denn auch?

BRIGITTE A.: *Wenn ich Lust dazu habe.*

THERAPEUT: Wäre es nicht gut, wenn ihr euch verbinden würdet, um euren Verpflichtungen nachzukommen – euren Körper zu reinigen?

BRIGITTE A.: *Mache ich, wenn ich Lust dazu habe.*

THERAPEUT: Dein ganzes Bewusstsein geht zum Herzen, du bist nur noch Herz. – Ich frage dich, Herz, was sagst du zu deinen zwei Nieren?

BRIGITTE A.: *Das sind zwei Streithähne.*

THERAPEUT: Gefällt dir das?

BRIGITTE A.: *Nein, ist sehr anstrengend.*

THERAPEUT: Was ist anstrengend?

BRIGITTE A.: *Sie einigermaßen in Frieden zu halten.*

THERAPEUT: Machst du das?

BRIGITTE A.: *Manchmal, wenn ich Lust dazu habe.*

THERAPEUT: Du versorgst deinen Körper und auch beide Nieren. Kannst du mir sagen, warum sie so streiten?

BRIGITTE A.: *Die eine will es dem Vater recht machen, die andere der Mutter. Sie machen es aber nicht, sie sollen es nur mir recht machen.*

THERAPEUT: Ich möchte euch als Heiler helfen. Wird dein Blut von den Nieren gut entsorgt?

BRIGITTE A.: *Nein, du musst mir dabei helfen.*

THERAPEUT: Gut, verströme bitte deine Liebe – kannst du deine beiden Nieren lieben?

BRIGITTE A.: *Ungewöhnlich.*

THERAPEUT: Versuch es bitte trotzdem. Stell dir vor, du hast zwei Arme und greifst damit zu den Nieren – du schenkst ihnen deine ganze Zuwendung.

Nun wurde eine Hand auf die Herzgegend gelegt, die andere abwechselnd auf die Nieren. Dabei ging das Gespräch weiter:

THERAPEUT: Kannst du deine Liebe verströmen?

BRIGITTE A.: *Ich glaube, die rechte Niere ist ein Dickkopf.*

THERAPEUT: Jetzt geht dein Bewusstsein in die rechte Niere. – Ich frage dich, rechte Niere, fühlst du dich wohl mit der Berührung vom Herzen, könntest du die Zuwendung erwidern?

BRIGITTE A.: *Es ist schwer.*

THERAPEUT: Tu es trotzdem, ich helfe dir ja dabei. Kannst du das Herz mit Zuwendung berühren?

BRIGITTE A.: *Ja.*

THERAPEUT: Dein Bewusstsein geht wieder zum Herzen. – Ich frage dich, Herz, bist du mit der rechten Nieren nun zufrieden?

BRIGITTE A.: *Ja.*

THERAPEUT: Nun wende dich der linken Niere zu und schicke deine Liebe dorthin.

BRIGITTE A.: *Geht leicht.*

THERAPEUT: Du wirst nun zur linken Niere, du bist nur noch linke Niere.

Linke Niere, gib die Liebe, die vom Herzen kommt, zurück und umarme das Herz.

BRIGITTE A.: *Es ist so schön, Frieden zu haben.*

THERAPEUT: Nun, da du Frieden hast, bitte ich dich, mit deiner Schwester, der rechten Niere, Frieden zu schließen.

BRIGITTE A.: *Aber wenn sie nicht will?*

THERAPEUT: Tu es einfach, ich sorge dafür, dass ihr Freude miteinander habt.

Nun wurden die Hände auf die Nieren gelegt, eine Hand auf die rechte, die andere auf die linke Niere, und Heilenergie übertragen.

THERAPEUT: Dein Bewusstsein ist nun rechte Niere. – Ich frage dich, gefällt dir das, was die linke Niere macht?

BRIGITTE A.: *Ja.*

THERAPEUT: Dann bitte ich dich, umarme deine linke Schwester, denn sie sucht Frieden.

BRIGITTE A.: *Und wenn sie mir was tut?*

THERAPEUT: Tu es einfach, umarme sie ganz fest und liebevoll. – Ihr seid jetzt fest umarmt und haltet euch wie zwei liebevolle Geschwister. Dein Bewusstsein geht nun wieder zum Herzen, du bist nur noch Herz. – Bist du nun mit beiden Nieren zufrieden?

BRIGITTE A.: *Es war sehr anstrengend.*

THERAPEUT: Ich komme jetzt zum Anfang zurück. Warum arbeiteten die Nieren nicht richtig und wann hat es angefangen?

BRIGITTE A.: *Als wir aus der Familie gegangen sind.*

THERAPEUT: Da haben sich die beiden zerstritten, und du konntest mit Liebe nichts ausrichten?

BRIGITTE A.: *Ich habe es versucht, aber nicht geschafft.*

THERAPEUT: Hast du keine Unterstützung bekommen?

BRIGITTE A.: *Es kam immer von außen – Übergriffe.*

THERAPEUT: Welche Übergriffe?

BRIGITTE A.: *Mal von der einen, mal von der anderen Seite. Ich kann es nicht, ich weiß nicht, was ich machen soll, immer ist alles verkehrt.*

THERAPEUT: Hast du keine Beziehung zu deinem Kopf?

BRIGITTE A.: *Ich habe keinen Kopf.*

THERAPEUT: Du verströmst aber dein Blut dorthin.

BRIGITTE A.: *Er ist nicht da.*

THERAPEUT: Warum nicht?

BRIGITTE A.: *Er ist feige.*

THERAPEUT: Kannst du ihn unterstützen, zum Beispiel, damit er mehr Blut bekommt?

BRIGITTE A.: *Er ist immer weg.*

THERAPEUT: Aber du brauchst den Kopf, damit du dich entscheidest. Wichtige Entscheidungen macht doch immer der Kopf.

BRIGITTE A.: *Er ist weg.*

THERAPEUT: Schau nach oben.

BRIGITTE A.: *Er ist weg, er versteckt sich, damit will er nichts zu tun haben.*

THERAPEUT: Hast du eine Ahnung, warum?

BRIGITTE A.: *Dann müsste er ja handeln – das habe ich bisher noch nicht gewusst.*

THERAPEUT: Sollen wir ihn zum Handeln zwingen?

BRIGITTE A.: *Ja, ich habe solche Angst, und er ist so feige.*

THERAPEUT: Du nabelst jetzt einfach den Blutstrom zum Kopf ab. Schau, was nun geschieht.

BRIGITTE A.: *Er kommt runter.*

THERAPEUT: Jetzt nimm deine Arme aus dem Herzen und schüttle ihn ein bisschen.

BRIGITTE A.: *Er ist lästig.*

THERAPEUT: Umarme ihn, halte ihn fest und schicke ihm Zuneigung.

BRIGITTE A.: *Es geht aber schwer.*

THERAPEUT: Du gehst jetzt in den Kopf, dein Bewusstsein ist nur noch Kopf. – Wie fühlst du dich, Kopf, in der Umarmung des Herzens?

BRIGITTE A.: *Ich traue der Sache nicht.*

THERAPEUT: Warum bist du weggegangen?

BRIGITTE A.: *War mir zu viel.*

THERAPEUT: Was?

BRIGITTE A.: *So alles, ein Durcheinander.*

THERAPEUT: Schau dir mal die Nieren an, wir haben sie doch jetzt so schön in Harmonie bekommen.

BRIGITTE A.: *Ja, das Herz passt auf, und sie sind ja vom Herzen abhängig.*

THERAPEUT: Du kannst doch nicht so allein bleiben, denn du musst die Entscheidungen treffen. Möchtest du Entscheidungen treffen, wenn alle zu dir kommen?

BRIGITTE A.: *Ja …*

THERAPEUT: Gut, dann werde ich dir helfen. – Das Herz wird dich jetzt umarmen, voller Liebe und Zuneigung, und du gehst mit deinem Bewusstsein zum Herzen. Ihr beide umarmt euch und seid so ein starkes Team.

Mit heilenden Händen werden das Herz- und das Stirn-Chakra miteinander verbunden.

THERAPEUT: Du als Kopf hast die Möglichkeit, mit den fünf Sinnen, mit Logik und Vernunft Entscheidungen zu bringen – von nun an gemeinsam mit dem Herzen. Kannst du mir das versprechen?

BRIGITTE A.: *Ja.*

THERAPEUT: Kannst du nun im Gleichklang entscheiden?

BRIGITTE A.: *Es ist nicht schön, hier oben allein »herumzumachen«, gemeinsam ist es viel schöner.*

THERAPEUT: Ich danke dir. Bleibe in den Entscheidungen so. Dein ganzes Bewusstsein ist jetzt wieder im Herzen. – Ich frage dich, Herz, mit welchem Organ bist du noch unzufrieden?

BRIGITTE A.: *Der Dickdarm, er ist so faul, hat so viel zu tun.*

THERAPEUT: Warum ist er faul?

BRIGITTE A.: *Wir hatten alle viel zu tun.*

THERAPEUT: Weil ihr nicht im Gleichschritt gegangen seid?

BRIGITTE A.: *Ja, das stimmt.*

THERAPEUT: Geh jetzt mit deiner ganzen Liebe und Zuneigung zum Dickdarm – umarme ihn, öffne die Adern, damit er besser versorgt wird. Kannst du das, Herz?

BRIGITTE A.: *Meinst du, er will das?*

THERAPEUT: Öffne deine Adern, du kommst nicht darum herum. Wenn du deine Arbeit machst und Liebe verströmst, funktioniert alles im Körper. Was machst du?

BRIGITTE A.: *Na ja, es geht schon besser.*

THERAPEUT: Herz, hast du noch mit einem Körperteil oder Organ ein Problem?

BRIGITTE A.: *Das rechte Bein ist faul.*

THERAPEUT: Hast du das vielleicht angeordnet, damit es nicht so viel herumrennt?

BRIGITTE A.: *Du merkst aber auch alles.*

THERAPEUT: Ich muss dir leider sagen, es ist deine Pflicht, Liebe zu verströmen und nicht zu urteilen. Du wirst jetzt mit Liebe und Freude deine Aufgaben übernehmen und den ganzen Körper miteinbeziehen. Kannst du das?

BRIGITTE A.: …… *(keine Antwort)*

THERAPEUT: Sag mir bitte, warum weigerst du dich zu antworten?

BRIGITTE A.: *Darf ich das nicht?*

THERAPEUT: Nein, du bist das Sinnbild der Liebe, zeige dich offen.

BRIGITTE A.: …… *(keine Antwort)*

THERAPEUT: Ich will dir helfen. Wie oft hast du Körperteile verachtet, nicht beachtet oder sogar beschimpft?

BRIGITTE A.: …… *(Die Patientin weint.)*

THERAPEUT: Du antwortest nicht – ich will dir helfen. Wenn dir als Herz jetzt alles bewusst geworden ist, solltest du antworten.

BRIGITTE A.: *Ich muss jetzt schwitzen (die Behandelte schwitzt).*

THERAPEUT: Warum musst du jetzt schwitzen?
BRIGITTE A.: *Er ist so schwach und sie so stark.*
THERAPEUT: Wer ist so schwach?
BRIGITTE A.: *Mein Vater.*
THERAPEUT: Du als Herz kannst das nicht beurteilen. Du kannst nicht für deinen Vater leben. Du kennst seine Aufgaben nicht, aber du kannst ihm Liebe schicken und ihn dadurch stärken. Verstehst du das?
BRIGITTE A.: *Ich muss immer wieder daran denken.*
THERAPEUT: Wer hat dich dahin geführt, so zu denken?
BRIGITTE A.: *Ich bin auf die Welt gekommen, um zu helfen.*
THERAPEUT: Das tust du doch täglich in deiner Praxis.
BRIGITTE A.: *Ich habe es nicht geschafft.*
THERAPEUT: Doch, nur du hast dich und deinen Körper dabei aufgegeben. Du hilfst doch täglich. Nun helfe ich dir.

Die Patientin wird am Herz-Chakra behandelt.

THERAPEUT: Ich gebe dir jetzt die Kraft, die du brauchst, um alles zu erledigen. Ich möchte, dass du erkennst, dass du das Bestmögliche getan hast. Nur wenn du einen intakten Körper hast, kannst du Liebe und Hilfe weitergeben. Kannst du das akzeptieren?
BRIGITTE A.: *Ja*
THERAPEUT: Wirst du es auch tun?
BRIGITTE A.: *Ja, ich habe verstanden.*
THERAPEUT: Wir wollen nun noch einmal alle zusammenkommen, und ich spreche jetzt zu allen Körper-

teilen und Organen: Nur wenn ihr euch gegenseitig stärkt und in Liebe und Freude begegnet, könnt ihr helfen und alle Probleme der Außenwelt lösen. Ich will nicht weiterfragen, denn ich erwarte, dass ihr es tut!

Das Bewusstsein breitet sich aus.
Alle Funktionen sind wieder nach außen gerichtet.
Atme tief durch, bewege die Hände, recke und strecke dich.

Diese Organsprache-Heilung war ein voller Erfolg. Die Nierenprobleme, die seit mehr als dreißig Jahren bestanden hatten, waren behoben und verschiedene zusätzliche Schwächen, die wahrscheinlich auf den erhöhten Blutdruck zurückzuführen waren, verschwanden genauso wie der erhöhte Blutdruck selbst.

Ein angebrochener Wirbel

Bei einem Arbeitstreffen unter Therapeuten war das Thema des Tages »Organsprache-Therapie«. Eine der anwesenden Heilpraktikerinnen bat um Auskunft über eine Unfallverletzung. Vor zehn Tagen war sie beim Betreten des Badezimmers ohne ersichtlichen Grund ausgerutscht, mit dem Rücken auf der Türschwelle gelandet und hatte sich einen Wirbel angebrochen. Sie verbrachte ein paar Tage im Krankenhaus, wo ihr ein Kunststoffkorsett angepasst wurde, das sie an diesem Tag noch immer trug. Wir begannen die Organsprache-Behandlung mit dem üblichen Einstieg über einen Arm (siehe dazu Seite 36 ff.) und es kam zu folgendem Dialog mit dem angebrochenen Wirbel:

FRAGE AN DEN WIRBEL: Kannst du mir sagen, wie es zu diesem völlig unerklärlichen Vorfall kam?
ANTWORT: *Das haben wir beschlossen.*
FRAGE: Was heißt hier wir?
ANTWORT: *Na, wir alle, die Muskeln und Organe.*
FRAGE: Das könnt ihr so einfach machen?
ANTWORT: *Ja.*
FRAGE: Das, was ihr gemacht habt, kann doch gefährlich sein. Du als Wirbel hättest doch ganz zerbrechen können, und das mit schrecklichen Folgen.
ANTWORT: *Ach, das haben wir alles im Griff.*
FRAGE: Kannst du mir sagen, warum ihr diesen Unfall beschlossen habt?
ANTWORT: *Wir wollten ein Unglück und Schaden vermeiden.*
FRAGE: Wer oder was sollte zu Schaden kommen?
ANTWORT: *Sie wäre in ein Unglück geraten.*
FRAGE: Wer ist sie?
ANTWORT: *Na, sie, der Kopf da oben.*
FRAGE: Habt ihr gewusst, was der Kopf vorhat?
ANTWORT: *Na klar.*
FRAGE: Ist das Problem nun behoben?
ANTWORT: *Ja, der Kopf weiß es ja nun.*
FRAGE: Wenn das Problem nun behoben ist, kann ich dir helfen, schneller zu heilen?
ANTWORT: *Ja, das geht.*

Es folgt nun eine energetische Behandlung mit gepolten Händen und mit einer gezielten Verbindung zu den einzelnen Versorgungssystemen des Körpers.

FRAGE: Möchtest du eine verstärkte Blutversorgung?
ANTWORT: *Ja.*
FRAGE: Herz, kannst du über deinen Kreislauf den Wirbel stärker durchbluten?
ANTWORT: *Ja.*
FRAGE: Soll ich dich energetisch unterstützen?
ANTWORT: *Ja, dann geht es besser.*

Herz, Wirbel und Kreislauf-Meridian werden nun mit gepolten Händen miteinander verbunden.

FRAGE: Wirbel, kann ich dir noch mehr Hilfe anbieten?
ANTWORT: *Ja.*
FRAGE: Zellregeneration mit grünem Licht?
ANTWORT: *Ja.*

Es folgt die Behandlung des Herz-Chakras und des Wirbels.

Nachdem die energetische Unterstützung durch Nachfragen abgeschlossen worden war, wollten alle Anwesenden wissen, was im Leben dieser Frau vorgefallen war. Welches Unglück oder welcher Schaden war durch den Unfall abgewendet worden? Sichtlich gerührt erzählte die Frau folgende Geschichte:

Ich habe meine Praxisräume in der umgebauten Mansarde unseres Hauses. Die Räume wurden mir langsam zu klein, und außerdem störte es mich, dass alle meine Patienten unseren privaten Hauseingang benutzen und damit unser Privatleben belasten. Ich suchte schon seit Langem nach geeigneten neuen Räumlichkeiten und bekam vor Kurzem die Möglichkeit, mich mit 100 000 Mark an einer Gemeinschaftspraxis zu beteiligen.

An dem Tag des Unfalls sollte ich den Vertrag unterzeichnen und das Geld bezahlen. Drei Tage nach dem Unfall las ich im Krankenhaus die Tageszeitung und erfuhr, dass diese Gemeinschaftspraxis hoch verschuldet war und Konkurs angemeldet hatte. Mein Geld wäre also verloren gewesen, wenn dieser Unfall mich nicht daran gehindert hätte, den Vertrag zu unterzeichnen. Niemals wäre ich darauf gekommen, dass mein Körperbewusstsein diesen Unfall herbeigeführt hat.

Wie wir später erfuhren, heilte der Wirbel in für die Ärzte unerklärlich kurzer Zeit ganz aus. Doch so erstaunlich dieser Fall auch ist, er wird vom nachfolgend geschilderten noch übertroffen.

Lähmung des rechten Beines

Zu den Fortbildungstreffen der verschiedenen Arbeitsgruppen bringen die Teilnehmer oft Heilungssuchende mit, die unter behandlungsresistenten Erkrankungen leiden. Die Krankheitsthemen, die bei diesen Treffen zur Behandlung kommen, werden vorab bestimmt (zum Beispiel: Erkrankungen der Verdauungsorgane, Immunschwäche, Allergien).

Die Ausrichtung auf bestimmte Erkrankungen hat sich bewährt, weil auf diese Weise die Vielfalt der Verursacher von Erkrankungen ein und desselben Organs deutlich aufgezeigt werden kann.

Bei einem solchen Arbeitstreffen mit dem Thema »Erkrankungen der Wirbelsäule« war eine Patientin anwesend, deren rechtes Bein seit acht Jahren völlig gelähmt war. Folgendes war geschehen: Vor ihrer Erkrankung war diese Patientin Direktorin in einem Werk gewesen, das zu einem großen Konzern gehörte. Auf einer Aufsichtsratssitzung war beschlossen worden, sie ihres Postens zu entheben, weil man ihren Führungsstil nicht mehr für zeitgemäß hielt.

Ein Sprecher des Aufsichtsrates hatte ihr daraufhin zwei Möglichkeiten angeboten: Entlassung (mit Unterstützung des Konzerns als Frührente deklariert) oder Weiterbeschäftigung im Konzern auf einem Posten, der eine Gehaltsstufe tiefer angesiedelt war. (Den Arbeitsplatz für diese Lösung wollte man noch finden.)

Auf diese Erklärungen hin (ihrer Meinung nach handelte es sich um eine unbegründete und falsche Beurteilung) sprang sie vom Schreibtischsessel auf, blieb mit dem rechten Bein am Schreibtisch hängen, verdrehte sich das Bein und stürzte zu Boden. Seither war das Bein gelähmt. Die Frage, was bisher gegen die Lähmung unternommen worden war, beantwortete die Frau mit: »Ich habe schon zehn Spezialisten verschlissen, aber keiner konnte die Ursache herausfinden oder eine Heilung herbeiführen.«

Die Behandlungen mit energetischen Methoden, die bei anderen Lähmungserscheinungen gute Erfolge gezeitigt hatten, waren bei ihr erfolglos geblieben. Der Körper dieser Frau reagierte nicht darauf. Also gingen wir zur Organsprache über und befragten das Bein selbst. Nach der Vorbereitungsphase (einfühlen, entspannen) fragte ich als Erstes das Herz:

FRAGE: Herz, kannst du über den Blutstrom das gelähmte Bein erreichen?

ANTWORT: *Ja.*

FRAGE: Du als Herz versorgst den ganzen Körper, alle Zellen und erfährst über den Blutrückstrom vieles über den Zustand der einzelnen Körperteile. Was fehlt dem Bein?

ANTWORT: *Nichts, es ist alles in Ordnung.*

FRAGE: Herz, wenn alles in Ordnung ist, was ist dann der Grund, warum das Bein nicht willkürlich bewegt werden kann?

ANTWORT: *Wir haben das so gemacht, um zu helfen.*

FRAGE: Was ist das für eine Hilfe, ein gelähmtes Bein?

ANTWORT: *Der Kopf da oben ist doch nun gut dran.*

FRAGE: Erklär mir das einmal genauer.

ANTWORT: *Er ist durch unsere Hilfe in den Krankenstand geführt worden.*

FRAGE: Das ist für dich eine Hilfe?

ANTWORT: *Ja, er ist doch nun fein raus.*

FRAGE: Jetzt möchte ich dich einmal fragen, du sprichst immer von »wir«, wer seid »ihr«?

ANTWORT: *Na wir alle.*

FRAGE: Meinst du alle Organe und Körperteile?

ANTWORT: *Ja, so ungefähr.*

FRAGE: Ihr könnt euch also zusammenschließen und etwas Wirkungsvolles erreichen?

ANTWORT: *Ja, wir können alles.*

FRAGE: Und ihr habt beschlossen, das Bein wird gelähmt?

ANTWORT: *Ja, das war wichtig.*

FRAGE: Ich verstehe, ihr verursacht eine Lähmung und diese Frau (oder der Kopf, wie ihr sagt) kommt in den Krankenstand. Keine Entlassung mit Frührente, keine Degradierung ist nötig. Ihr habt eine dritte Lösung gefunden: einen Betriebsunfall. Für alle Seiten eine perfekte Lösung. Ist das richtig?

ANTWORT: *Genau so wollten wir es.*

FRAGE: Das ist ja nun längst alles ausgestanden. Warum macht ihr den Zustand nicht rückgängig?

ANTWORT: *Das wollten wir nicht, denn der Kopf beschimpft immer das Bein, obwohl es doch so geholfen hat.*

FRAGE: Mir scheint, der Kopf hat noch gar nicht verstanden, was hier abgelaufen ist. Wenn ich nun mit dem Kopf spreche und er sich für sein Verhalten entschuldigt, könnt ihr den Zustand dann normalisieren?

ANTWORT: *Das wäre möglich.*

FRAGE: Kopf, hast du mein Gespräch mit dem Herzen mitgehört?

ANTWORT: *Ja.*

FRAGE: Kopf, du hast nun erfahren: Wenn du das Bein nicht mehr beschimpfst, kann seine Funktion wiederhergestellt werden.

ANTWORT: *Das glaube ich nicht, die sind doch alle gegen mich.*

FRAGE: Möchtest du nicht mal einen Versuch machen, dich zu entschuldigen?

ANTWORT: *Erst sollen sich die einmal entschuldigen.*

FRAGE: Herz, du bist das Organ der Liebe, biete du doch dem Kopf die Versöhnung an. Ich unterstütze dich dabei.

ANTWORT: *Ich glaube nicht, dass der Kopf das wirklich will.*

FRAGE: Machen wir doch den Versuch. Du als Herz greifst nach oben und umarmst den Kopf. Kannst du das?

ANTWORT: *Ja, ist schon geschehen.*

FRAGE: Kopf, wie findest du das?

ANTWORT: *Es ist gut.*

FRAGE: Haltet euch fest, und du, Kopf, denkst mit, was ich sage: »Liebes Bein, mir wurde erklärt und ich habe es verstanden, was ihr alle zusammen für mich getan habt. Ich möchte mich für alle Verachtung entschuldigen, die ich dir, mein Bein, zugedacht hatte. Kannst du das annehmen?

ANTWORT: *Ja.*

FRAGE: Kopf, schicke nun Zuwendung zum Bein, und du Bein, nimm diese Zuwendung an und öffne dich für den Kopf. Bein, wie fühlst du dich?

ANTWORT: *Viel besser.*

FRAGE: Herz, bist du nun mit der Versöhnung zufrieden?

ANTWORT: *Ja.*

FRAGE: Ich werde das Bein nun energetisch aufladen. Kannst du mit allen Organen sprechen, sodass alles wieder in Ordnung gebracht wird?

ANTWORT: *Wir sind schon dabei.*

Zehn Minuten später war die Lähmung völlig verschwunden, und die Frau konnte zum Staunen aller wieder ganz normal gehen.

Bei beiden Unfällen zeigte sich, mit welch hoher Wirksamkeit und außerordentlicher Intelligenz das Körperbewusstsein in Lebensprozesse eingreifen und sogar finanzielle Verluste oder Degradierung verhindern kann. Es stimmt also, was ein finnisches Sprichwort sagt: »Dein Körper ist klüger, als du denkst.«

Chronische Darmentzündung

Im folgenden Beispiel zeigt sich deutlich, dass die Behandlung mit den Händen vom Bewusstsein als Energie- und Informationsübertragung wahrgenommen und zur Selbstregulierung genutzt wird. Das Hineinführen des Kranken in das Bewusstsein der Organe ist also sehr wichtig. Wie in diesem Fall ist auch in allen anderen Fällen die Energieübertragung zur Heilung nötig.

Die Heilungssuchende ist eine Frau von dreiundvierzig Jahren, verheiratet, Mutter von zwei Kindern, und lebt nach eigenen Aussagen in zufriedenen Familienverhältnissen. Sie leidet seit etwa zehn Jahren an einer Darmentzündung (Morbus Crohn). Alle schulmedizinischen Anwendungen waren bisher wenig erfolgreich. Eine Psychotherapie wurde nach zwölf Sitzungen wegen Ergebnislosigkeit abgebrochen. Auch mehrere Behandlungen durch Heiler blieben ohne Erfolg.

Nach der üblichen Entspannungsübung lenke ich das Bewusstsein in die Beine – zuerst in die Füße, dann in die Waden, dann in die Knie – bis zu den Oberschenkeln.

FRAGE DES THERAPEUTEN: Dein ganzes Bewusstsein ist nun Bauch, nur noch Bauch. Du fühlst dich als Bauch und kannst dich beurteilen. Ich frage dich nun, Bauch: Wie fühlst du dich?

ANTWORT: *(keine Antwort)*

FRAGE: Hörst du mich, Bauch, wenn ich mit dir spreche?

ANTWORT: *Ja.*

FRAGE: Wenn ich frage, wie du dich fühlst, warum antwortest du nicht?

ANTWORT: *Es hat keinen Sinn – alles.*

FRAGE: Was verstehst du unter »alles«? Andere Menschen?

ANTWORT: *Nein.*

FRAGE: Sind es die Anwendungen, die du bekommen hast?

ANTWORT: *Die helfen sowieso nicht.*

FRAGE: Was meinst du dann mit »alles«?

ANTWORT: *Na, alles in mir.*

FRAGE: Ich glaube, ich kann dir helfen, wenn du mir sagst, was alles nicht in Ordnung ist in dir.

ANTWORT: *Es ist alles so dunkel.*

FRAGE: Wer kann denn Licht machen, damit du besser siehst?

ANTWORT: *Weiß ich nicht.*

FRAGE: Dein ganzes Bewusstsein geht jetzt zum Herzen. Du bist nur noch Herz. Du siehst dich als Herz, du fühlst dich als Herz. Ich frage dich nun, Herz: Wie fühlst du dich?

ANTWORT: *Ganz gut.*

FRAGE: Als Herz versorgst du den ganzen Körper. Bist du mit allen Organen und Körperregionen zufrieden?

ANTWORT: *Nein.*

FRAGE: Welche Region macht dir denn Sorgen?

ANTWORT: *Ich kann den Bauch nicht sehen.*

FRAGE: Kannst du mir sagen, warum es im Bauch so dunkel ist?

ANTWORT: *Das war schon immer so.*

FRAGE: Herz, ich möchte dir helfen, dass du den Bauch sehen kannst. Dazu brauche ich aber deine Hilfe. Wer ist denn für das Licht im Bauch verantwortlich?

ANTWORT: *Wir alle.*

FRAGE: Das habe ich schon vom Bauch gehört – »alles, wir alle«. Wer steuert, wer überträgt denn das Licht?

ANTWORT: *Es ist einfach da oder nicht.*

FRAGE: Wenn kein Licht da ist, könnt ihr denn nicht nach Licht rufen oder verlangen?

ANTWORT: *Nein, wenn kein Licht da ist, sind wir einsam.*

FRAGE: Du hast jetzt aber Licht!

ANTWORT: *Ja.*

FRAGE: Woher kommt denn dein Licht? Kommt es von den Nerven?

ANTWORT: *Kann sein – zum Teil.*

FRAGE: Kommt es von den Meridianen?

ANTWORT: *Möglich.*

FRAGE: Kommt das Licht von den Chakren?

ANTWORT: *Möglich.*

FRAGE: Du hast vorhin gesagt, es ist einfach da oder nicht. Wenn es da ist, in welchem Zustand bist du dann?

ANTWORT: *Ich freue mich, dann kann ich reden.*

FRAGE: Mit wem redest du denn dann?

ANTWORT: *Mit allen, die Licht haben.*

FRAGE: Und wenn kein Licht da ist, bist du dann einsam und stumm?

ANTWORT: *Ja.*

FRAGE: Wenn nun Licht da ist und du redest mit allen anderen, reden die Organe im Licht miteinander?

ANTWORT: *Meistens ja.*

FRAGE: Wenn das Licht weggeht, wo wird es dann zuerst dunkel?

ANTWORT: *Im Bauch.*

FRAGE: Ich möchte es genauer wissen – wo im Bauch?

ANTWORT: *Im Darm.*

FRAGE: Wenn es im Darm dunkel wird, hört dann der Darm auf zu reden?

ANTWORT: *Ja.*

FRAGE: Wie ist das – hört der Darm zuerst auf zu reden oder geht zuerst das Licht aus?

ANTWORT: *Das Licht geht erst später aus.*

FRAGE: Wenn das Licht wiederkommt – wo ist es dann zuerst?

ANTWORT: *Im Darm.*

FRAGE: Ich komme gleich wieder zu dir, Herz. Dein ganzes Bewusstsein geht jetzt wieder zum Darm. Du bist nur noch Darm, nichts als Darm. Ich frage dich, Darm, wie fühlst du dich?

ANTWORT: *Ich friere.*

FRAGE: Warum frierst du?

ANTWORT: *Ich muss alles allein machen – keiner hilft mir.*

FRAGE: Warum lässt man dich allein?

ANTWORT: *Weil es nicht geht.*

FRAGE: Was geht nicht?

ANTWORT: *Das mit dem Reden.*

FRAGE: Versuche doch einmal, mir zu erklären, warum das Reden nicht geht. Ich möchte dir helfen. Warum können die anderen nicht mit dir reden?

ANTWORT: *Es fehlt das Licht.*

THERAPEUT: Ich möchte dir helfen. Ich werde dir jetzt Licht schicken und dann komme ich wieder.

Nun wird eine Behandlung mit gepolten Händen vorgenommen. Die Plushand wird auf den Oberbauch gelegt und mit der Minushand werden der Dünndarm- und der Dickdarm-Meridian abwechselnd auf beiden Körperseiten behandelt. Dadurch wird Vitalenergie auf den Bauch übertragen und die schwache (kranke) Energie über die Meridiane abgezogen.

FRAGE: Ich frage dich, Darm: Wie geht es dir jetzt?

ANTWORT: *Es ist ganz hell.*

FRAGE: Kannst du jetzt mit allen reden?

ANTWORT: *Ja, es geht besser.*

FRAGE: Ich konnte dir Licht schicken. Kannst du mir sagen, was ich noch tun kann, damit das Licht bleibt?

ANTWORT: *Das Licht geht immer wieder verloren.*

FRAGE: Wo geht es denn verloren?

ANTWORT: *Die anderen brauchen zu viel.*

FRAGE: Dein ganzes Bewusstsein geht nun zum Hals-Chakra. Du bist nur noch das blaue Hals-Chakra. Ich frage dich, Hals-Chakra, wie fühlst du dich?

ANTWORT: *Ich bin nicht blau, ich bin grün. Ich war es schon immer.*

THERAPEUT: Wir machen einen Versuch. Ich werde dir blaues Licht geben und das grüne Licht entfernen. Dann sage mir, wie du dich fühlst.

Mit Hilfe der geistigen Führung wird nun eine Chakrenbehandlung vorgenommen, und zwar so lange, bis sich das Grün in Blau verwandelt hat.

FRAGE: Hals-Chakra, wie fühlst du dich?
ANTWORT: *Das Blau gefällt mir viel besser.*
FRAGE: Dann bleib doch beim blauen Licht. Willst du das?
ANTWORT: *Ich versuche es.*
THERAPEUT: Gut. Ich erwarte von dir, dass du im blauen Licht bleibst.
Dein ganzes Bewusstsein geht nun zum Herzen. Du bist nur noch Herz, sonst nichts.
Ich frage dich, Herz: Wie siehst du jetzt den Bauch?
ANTWORT: *Es ist alles hell.*
FRAGE: Könnt ihr nun miteinander reden?
ANTWORT: *Ich freue mich. Alle reden jetzt miteinander.*
THERAPEUT: Ich freue mich auch, dass ich euch helfen konnte. Bleibt so im Licht, dann seid ihr stark und gesund.
Dein Bewusstsein ist wieder im ganzen Köper und über alle Versorgungen verteilt. Dein Wachbewusstsein übernimmt wieder die Kontrolle.

Innerhalb von zwei Wochen nach dieser Sitzung hatten sich alle Darmprobleme der Patientin aufgelöst. Hier zeigte sich, dass die seelisch-geistigen Energien im Hals-Chakra in einer falschen Frequenz waren. Aufgrund dessen konnten die Organe keine Informationen empfangen. Sie standen buchstäblich im Dunkeln, was Funktionslosigkeit (= Krankheit) zur Folge hatte. An diesem Beispiel sieht man deutlich, dass seelisch-geistige Energien aufeinander abgestimmt sein müssen, um den Körper erreichen zu können. Solche Störungen kommen öfter vor und sind mit anderen Diagnoseverfahren nur schwer zu erkennen.

Raucherentwöhnung

Zu den erfolgreichsten Organsprache-Behandlungen gehört die Raucherentwöhnung. Die Erfolgsquote liegt bei über 80 Prozent. Mit Vorgespräch dauert die Behandlung etwa dreißig Minuten. Obwohl mehr gesprochen wird als bei anderen Behandlungen, führt auch hier nicht nur das gesprochene Wort zum Erfolg, sondern die Kombination von Heilenergie und Sprache.

Der Patient sitzt auf einem bequemen Stuhl, möglichst mit Armlehnen.

THERAPEUT: Du schließt die Augen. Deine ganze Aufmerksamkeit ist bei deinem Atem.
Spüre, wie er ruhig und gleichmäßig fließt.
Mit jedem Atemzug sinkt dein Bewusstsein tiefer und tiefer. Alle äußeren Eindrücke verschwinden.
Alle deine Gedanken ziehen weiter wie die Wolken am Himmel.
Nichts hältst du fest, alles fließt.

Du hörst nur noch meine Stimme und folgst meinen Empfehlungen.
Du bist nun tief in deinem Bewusstsein. Du bist tief entspannt.
Du folgst meinen Anweisungen und wirst antworten, wenn ich frage.

Im ersten Test gilt es festzustellen, ob das Bewusstsein in der inneren Wahrnehmung ist. Bei guter Einfühlung in das Körperbewusstsein könnte sich der Organsprache-Dialog wie folgt anhören:

THERAPEUT: Dein ganzes Bewusstsein geht in deinen linken Fuß. Du bist nur noch linker Fuß.
Du fühlst dich als linker Fuß, du siehst dich als linker Fuß. Egal wie deine Wahrnehmung ist, du kannst dich selbst beurteilen.
Ich frage dich nun, linker Fuß: Wie fühlst du dich?

Der Einstieg in die Organsprache kann sowohl über ein Bein/einen Fuß als auch über einen Arm/eine Hand erfolgen. Welche Antwort auch kommt, wir gehen ihr nach, auch wenn sie uns diffus vorkommt. Unsere Aufgabe besteht im Führen des Dialogs. Wir legen von uns aus weder Begriffe fest, noch sprechen wir Empfehlungen aus. Wir bieten einzig und allein Hilfe und Heilenergie an.

RAUCHER: *Kalt.*
THERAPEUT: Warum bist du kalt?
RAUCHER: *Es ist alles so schwer, eine zu große Last.*

THERAPEUT: Ich möchte dir helfen und dir Kraft schicken. Ich lege dir nun meine Hände auf, durch die Vitalenergie in der Farbe Orange fließt. Empfange sie, nimm sie an. Spürst oder siehst du etwas?
RAUCHER: *Es wird mir warm.*
THERAPEUT: Gefällt dir das?
RAUCHER: *Ja, das ist gut.*
THERAPEUT: Kannst du das orangerote Licht sehen?
RAUCHER: *Ganz schwach.*
THERAPEUT: Nimm es weiter an, es wird dir guttun.

Wenn die Antwort des Beines jetzt »Es geht mir gut« lautet, kann man gleich weitermachen. Wenn auf die Energieübertragung keine Reaktion erfolgt, der Patient also nichts empfindet, sollten Sie nicht aufgeben. Fangen Sie einfach neu an, zum Beispiel bei den Händen.

THERAPEUT: Fühlst du dich jetzt wohl?
RAUCHER: *Es geht mir besser.*
THERAPEUT: Bist du jetzt warm?
RAUCHER: *Ja.*
THERAPEUT: Dein ganzes Bewusstsein geht nun in den linken Unterschenkel, vom Knöchel bis zum Knie. Ich frage dich, linker Unterschenkel: Wie fühlst du dich?
RAUCHER: *Ich bin zu klein.*
THERAPEUT: Ist dein Bruder, der rechte Unterschenkel, auch so klein?
RAUCHER: *Nein, der ist größer.*
THERAPEUT: Möchtest du auch so groß sein wie dein rechter Bruder?

RAUCHER: *Ja, das wäre gut.*
THERAPEUT: Ich werde dir nun Wachstumsenergie schicken. Ich lege dir die Hände auf und sende warme, pulsierende Energie.

Diese Dialoge sind von Fall zu Fall unterschiedlich und verlaufen absolut einzigartig und individuell. Alles sollte auf das Ziel ausgerichtet sein, Hilfe anzubieten. Die Übungen müssen so lange fortgeführt werden, bis ein guter Kontakt hergestellt werden konnte und ein klares Einfühlen möglich ist.

Wir bleiben zunächst in den Beinen oder Armen und gehen dort bis zum Gesäß beziehungsweise zu den Schultern. Auf keinen Fall darf an dieser Stelle bereits über das Rauchen gesprochen werden.

THERAPEUT: Dein ganzes Bewusstsein geht nun zum Herzen. Du bist nur noch Herz, weiter nichts als Herz. Du fühlst dich als Herz.
Du siehst dich als Herz und kannst dich beurteilen.
Während du dich als Herz empfindest, werde ich etwas über dein Herz sagen: Dein Herz hat noch nie Urlaub gehabt, noch kein Wochenende frei.
Dein Herz hat noch nie geschlafen. Seit Jahrzehnten schlägt es ununterbrochen, Tag und Nacht. Würde es nur dreimal hintereinander aussetzen, würde dir schwarz vor den Augen werden. Du würdest ohnmächtig werden. Dein Herz gibt dir die Kraft zu sein, wie du bist, wo du bist und was du bist. Es ist dein bester Kamerad. Keine Maschine könnte diese ununterbrochene Leis-

tung bringen. Dein Herz schafft es durch die Kraft der Liebe, die sich genauso verströmt, wie das Herz Blut verströmt. So wie die Liebe immer da ist, Tag für Tag, wie sie immer wieder gibt und sich immer dem Ganzen zuwendet, so verströmt dein Herz Blut und versorgt alle Zellen deines Körpers damit, vom Kopf bis zu den Füßen.

Es fragt nicht nach gut und böse – genauso wenig wie die Liebe nach gut und böse fragt. Deshalb ist das Herz das Sinnbild der Liebe. Fühle hinein in dein Herz, empfinde dich als Herz, und du wirst erkennen, es ist dein bester Kamerad. Fühle hinein in dein Herz, und du wirst eine Traurigkeit, eine Niedergeschlagenheit empfinden. Dein Herz, das dich von ganzem Herzen liebt, muss Gifte, klebrigen Schleim, Teer und Nikotin im ganzen Körper verteilen. Dein Herz fühlt sich wie eine Mutter, die ihre Kinder mit Liebe aufgezogen hat und als Dank dafür mit Schmutz beworfen wird.

Ich werde dein Herz nun mit Lebenskraft und Freude stärken. Über meine Hände wird es mit Licht versorgt.

Nun werden die heilenden Hände mit der Energie des Herz-Chakras aufgeladen und aufgelegt. Eine Hand liegt vorn auf der Brust, die andere hinten zwischen den Schulterblättern.

THERAPEUT: Zwischen meinen Händen atmet deine *Lunge*, ein Organ, das auch Tag Nacht für dich da ist. Diese Lunge atmet den Sauerstoff ein, den Brennstoff des Lebens, und sie atmet Oxide aus. Die Lunge ist am stärksten vom Rauchen betroffen. Fühle in sie hinein, werde selbst zur Lunge, und du wirst ihre Not erkennen. Es ist ein Wunder, dass sie noch arbeitet, obwohl viele ihrer Luftwege von schwarzem, klebrigem Teer belastet sind. Sie erbringt eine großartige Leistung, hält weiter zu dir, atmet weiter, obwohl du sie durch das Rauchen so sehr belastest. Unter meiner Hand, auf der Brust, liegt deine *Thymusdrüse*, der Sitz deines Immunsystems. Dein Immunsystem, das dich vor Krankheitserregern schützt, wird vom Herzen aufgefordert, die klebrigen Teerreste und Gifte, die du durch das Rauchen in deinen Körper bringst, zu entfernen. Dein Heilsystem wird zur Putzkolonne degradiert. Aber immerhin hast du dadurch bisher das Rauchen überlebt. Ich schicke nun Heilkraft in alle drei Organe. Fühle hinein in alle drei. Es sind die Organe, die dich am Leben erhalten, die Organe, ohne die du nicht leben kannst.

Während dieses Gespräches wird fortwährend Heilenergie übertragen. Jetzt kommt noch liebevolle Zuwendung hinzu.

THERAPEUT: Wir werden diesen Zustand nun ändern. Deine ganze Wahrnehmung ist bei den drei Organen (Herz, Lunge, Thymusdrüse). Erlebe die Wandlung und die Befreiung. Denke jeden Satz mit, den ich nun für dich spreche:

In diesem Augenblick habe ich erkannt, was ich dir, mein liebes Herz, angetan habe. Du bist mein bester Kamerad. Ohne dich könnte ich nicht sein. Ich erkenne jetzt, dass du über den Blutstrom meinen Körper mit all seinen Zellen versorgst und dass du das alles mit der Kraft der Liebe und Zuwendung tust. Du musstest als liebendes Organ Teer und andere Gifte vom Rauchen verteilen und hast trotzdem zu mir gehalten. Ich umarme dich und schicke dir meine ganze Liebe und Zuneigung.

(Stell dir nun dein Herz groß wie einen Luftballon vor und umarme es.)
Herz, von heute an werde ich dich lieben und achten und nicht mehr rauchen. Ich freue mich darauf, von nun an in Liebe, Wärme und Zuneigung mit dir verbunden zu sein, und ich werde diese Liebe erwidern.

(Geh nun mit deinen Gefühlen zur Lunge.)
Ich habe noch eine Bitte: Mein liebes Immunsystem, putze die Rückstände vom Rauchen noch einmal aus meinem Körper. Dann kannst du deiner eigentlichen Aufgabe nachgehen und meinen Körper vor Mikroorganismen schützen, denn ich werde nicht mehr rauchen. Ich liebe dich und bin dir in tiefer Dankbarkeit zugetan, weil du mich trotz aller Belastungen gesund erhältst.

(Schicke noch einmal deine ganze Liebe zu allen drei Organen. Ich helfe dir dabei.)
In diesem Augenblick habe ich erkannt, was ich mit dir, liebe Lunge, gemacht habe. Ich bewundere dich, dass du trotz der Belastung durch mein Rauchen durchge-

halten hast. Du hast weiter für mich geatmet, obwohl deine Atemwege voller Teer und anderen klebrigen Rückständen waren. Ich liebe dich, bin voller Dankbarkeit, dass du nicht aufgegeben hast, und umarme dich von ganzem Herzen.

Du bist nun vom sinnlosen Rauchen befreit. Deine Liebe zu dir selbst und zu deinen Organen hat dich von diesem Laster befreit. Solltest du in den nächsten Tagen aus Gewohnheit eine Zigarette in die Hand nehmen, dann denke in Liebe an dein Herz, und es wird dir nicht mehr in den Sinn kommen zu rauchen.
Die Liebe zu dir selbst wird dafür sorgen, dass sich auch keine Nebenwirkungen wie Lust auf Süßes oder übermäßiger Appetit einstellen. Das Rauchen ist einfach weg, ohne Entzugserscheinungen.
Und das ist so.

Jetzt können die heilenden Hände weggenommen werden.

THERAPEUT: Atme nun tief ein, bewege deine Finger, recke und strecke dich und öffne die Augen.

Diese Behandlung ist immer dann erfolgreich, wenn der Patient beim Einstieg in den Körper gute Wahrnehmungen und Empfindungen hat. Die gesprochenen Worte und die Energieübertragung sollten so wirken, dass der Patient Liebe zu sich selbst empfinden kann. Der Effekt dieser Methode kann so weit gehen, dass in der Folge nicht nur das Rauchen aufgegeben wird, sondern auch noch andere

Lasten oder Abhängigkeiten wie beispielsweise übermäßiger Alkoholkonsum verschwinden.

In vielen Fällen treten während einer Organsprache-Behandlung familiäre Verstrickungen oder andere unerlöste zwischenmenschliche Konflikte zutage, die als Verursacher der behandelten Störung erkannt und mit liebevoller Bereitschaft aufgelöst werden können. Sinnvoll ist es aber immer, zunächst die anschließend beschriebenen Diagnoseverfahren anzuwenden. Die daraus gewonnenen Erkenntnisse können nämlich helfen, den Verursacher gezielter ausfindig zu machen.

Diagnoseverfahren zur Entdeckung von Krankheitsursachen

Aus der zuvor (siehe Seite 13 ff.) dargestellten Sicht betrachtet, gibt es nur zwei Krankheitsursachen: *Überfunktion oder Unterfunktion, ein Zuviel oder ein Zuwenig.*

Daher ist jede energietherapeutische Handlung ein Ausbalancieren, ein Ausgleichen, ein Harmonisieren. Die Frage ist nur: Wo ist zu viel oder zu wenig, worin besteht die Über- beziehungsweise Unterfunktion? Keinesfalls dürfen wir hier nur die bioenergetischen Funktionen betrachten. Der Körper kann auch unter Mangelerscheinungen (Zuwenig) oder Ablagerungen (Zuviel) leiden. Auch unterschiedliche Umwelteinflüsse können unsere Lebensgrundlage disharmonisieren.

Wenn der Verursacher im Unbewussten oder im Seelisch/Geistigen liegt, kann bereits das Aufspüren der Hintergründe zur Herausforderung werden. Das gilt besonders dann, wenn der Kranke die Schritte, die zu seiner Gesundung führen würden, nicht tut oder aufgrund falscher Glaubenssätze noch nicht einmal die »Notwendigkeit« sieht, diese Schritte zu tun.

Wenn Sie sicher und schnell zum Verursacher einer Erkrankung vordringen wollen und keine andere Diagnosemethode einsetzen, gehen Sie am besten den nachstehenden Fragenkatalog durch, der sich in der Praxis bewährt hat:

Ernährst du dich richtig?
Bettest du dich richtig?
Hast du Probleme mit anderen Menschen?
Hast du Probleme mit Gott und/oder der Schöpfung?

Diagnostische Grundfragen

1. Ernährst du dich richtig?

Hat dein Körper alles, was er braucht? Die Wahrscheinlichkeit, dass die Ernährung eine Störung verursacht hat oder den Hilfe Suchenden nicht gesunden lässt, liegt bei fünfzig Prozent. Verlassen Sie sich nicht auf die Aussagen des Kranken, wenn er meint, er ernähre sich auf jeden Fall richtig.

Jeder Mensch ist einmalig, nicht nur im Bewusstsein, sondern auch in der vom Bewusstsein abhängigen Körperchemie. Wenn Sie als Heiler nicht über die Fähigkeit verfügen, Nahrungsmittel auszutesten, um diese Frage eindeutig zu beantworten, sollten Sie mit einem *Ernährungsberater* zusammenarbeiten. Wir können davon ausgehen, dass sich ein Mangel an Vitaminen und Spurenelementen nicht durch Handauflegen oder fromme Sprüchen beheben lässt.

Gehen Sie ruhig noch einen Schritt weiter. Auch wenn Sie den Verursacher im rein Energetischen oder in der Umwelt des Kranken gefunden haben, kann eine unterstützende, vitaminreiche, dem Zustand des Kranken angepasste Ernährung seine Heilung beschleunigen. Heilen bedeutet Anteilnehmen und Mitteilen, auch über die Nahrung.

Lernen Sie, die körperlichen Fehlfunktionen mit geeigneten Instrumenten aufzudecken. Heilen ist immer ein Geben und Nehmen, Resonanz. Sie können Heilenergie nur übertragen, wenn sie auch empfangen wird. Dieses Empfangen und besonders das Wirken der Heilenergie kann stark von der biochemischen Grundlage abhängen.

Zum Testen brauchen Sie einen *Testsatz für Vitamine und Spurenelemente.* Ob Sie nun ein Gerät verwenden, wie es in der Bioresonanztherapie benutzt wird, oder eine Rute, ein Pendel oder ein anderes radiästhetisches Gerät, spielt keine Rolle. Wenn Sie genügend praktische Erfahrung gesammelt haben, werden Sie gute Erfolge mit Ihrer Methode erzielen (siehe auch »Die Arbeit mit dem Biotensor«, Seite 82).

Eine weitere Hilfe für den Klienten besteht im *Austesten der Nahrungsmittel,* die er einkauft oder auch erzeugt und zu sich nimmt. Viele Erkrankungen, besonders Allergien, werden durch Nahrungsmittelunverträglichkeiten ausgelöst oder mitverursacht.

Sammeln Sie in Arbeitsgruppen oder Kursen Erfahrungen zu diesem Thema. Sie brauchen jedoch kein allzu großes Wissen über biochemische Vorgänge zu haben, denn es geht immer nur um die eine Frage: Ist ein Nahrungsmittel verträglich/brauchbar oder unverträglich/unbrauchbar.

Viele Erkenntnisse über den Zusammenhang zwischen Psyche und Körper finden Sie in dem Buch *Jeder ist einmalig* von Dr. Carl E. Wagner (siehe Literaturverzeichnis).

2. Bettest du dich richtig?

Diese Frage betrifft nur etwa zehn Prozent aller Kranken. Oder anders ausgedrückt: Jeder zehnte Kranke wird nicht gesund, weil eine Strahlenbelastung seines Schlafplatzes vorliegt. Diese Belastung kann von einer *Wasserader* ausgehen oder von anderen Verdichtungen ganz natürlicher Energien wie Erdmagnetismus oder Luftelektrizität. Bett- oder Baumaterialien, Elektrogeräte, Einrichtungsgegenstände, Bilder hinter Glas beziehungsweise mit Metallrahmen, Erd- oder Untergrundformation können die frei in der Natur vorkommenden Energien so verdichten, fokussieren oder verändern, dass die Nervenenergien, der Fluss der Energie in den Meridian- oder Akupunkturbahnen oder die Zellsteuerung gestört wird. Eine weitere Belastung kann aus dem Bereich kommen, der mit dem Sammelbegriff *Elektrosmog* bezeichnet wird.

Wovon kann eine Strahlenbelastung ausgehen?

Strahlenbelastungen dieser Art können die Verursacher vieler Erkrankungen sein oder die Gesundung und Regeneration eines jeden Kranken erschweren und verzögern. Schon vor zwanzig Jahren haben Baubiologen, die mit Krebsforschern zusammenarbeiteten, einen interessanten Satz gesagt: »Wir haben tausend Häuser von Krebskranken untersucht. Es war nicht ein strahlenfreies darunter.« Meine Erfahrungen als Radiästhesist und Heiler haben das bestätigt.

Alle diese Strahlungen, ob sie natürlichen oder technischen Ursprungs sind, haben eines gemeinsam: Sie können unsere Heilkräfte, unsere Zellregeneration, die Biochemie, das Denken oder die Psyche selbst in eine Leidensform überführen, und das geschieht lautlos, unterschwellig.

Die empfindlichsten Organe sind die Hormondrüsen und das Immunsystem. Sie reagieren als Erstes auf Fremdenergien.

Wann kann Strahlung die Ursache der Störung sein?
Wenn weder falsche Nahrung, Ärger, Stress oder die böse Schwiegermutter als Verursacher infrage kommen, sollte man auf Strahlenbelastung achten. Einige meiner Klienten, bei denen solche Strahlenbelastungen vorlagen, hatten bereits einen langen Weg durch viele Untersuchungsinstanzen hinter sich. Nicht selten waren sie als »eingebildete Kranke« oder Hypochonder bezeichnet worden. Werden Sie sofort wachsam, wenn Sie hören, dass ein Kranker eine Information wie die folgende von seinem Arzt bekommen hat: »Körperlich sind Sie völlig gesund. Ihre Krankheit ist wahrscheinlich nervlich bedingt.«

Wie kann man Strahlung aufspüren?
Sie können vielen Menschen helfen, wenn Sie den im Abschnitt »Auramessung mit dem Tensor« (Seite 109 f.) beschriebenen Test durchführen. Er wird Ihnen zeigen, ob eine Strahlenbelastung vorliegt oder nicht.

Nur eine Untersuchung des Wohn-, Schlaf- oder Arbeitsplatzes mit Rute, Pendel und/oder elektronischen Geräten kann den genauen Verursacher aufzeigen. Nur am Ort der Belastung können die notwendigen Entscheidungen getroffen werden. Sie heißen Flucht oder Entstörung, wobei Flucht (weg vom belasteten Platz) die beste Lösung und

Entstörung oder Neutralisieren immer nur eine Notlösung ist. Energetisches Heilen allein ist in diesem Fall nutzlos, denn der Verursacher wirkt weiter. Genauso nutzlos ist es, diese Energien allein mit mentalen Kräften oder mit Beschwörungen und Ritualen entkräften oder auslöschen zu wollen.

Als Heiler sollten Sie die Fähigkeit des *Wünschelrutengehens* erwerben. Wenn Sie diese Fähigkeit nicht haben oder erwerben wollen, sollten Sie mit einem erfahrenen Rutengeher zusammenarbeiten. Diese Zusammenarbeit ist nur auf der Basis von Vertrauen und gegenseitiger Anerkennung möglich. Machen Sie die ersten Begehungen gemeinsam, damit Sie und der Rutengeher voneinander lernen können. Sie arbeiten und messen beide im Energetischen, aber auf sehr unterschiedlichem Gebiet. Während Sie in der Aura oder an den Meridianen messen, bewegt sich der Radiästhesist im Ursachenfeld technischer oder geologischer Energien. Schon die Wortwahl ihrer beiden Beurteilungen sollte abgestimmt werden, damit Sie auf einen gemeinsamen Nenner kommen.

3. Hast du Probleme mit anderen Menschen?

Dieser Problemkreis ist sehr groß. Er beginnt mit Unstimmigkeiten im Milieu, geht über kulturelle oder religiöse Differenzen, Probleme mit Nachbarn und Kollegen bis hin zu sehr ernst zu nehmenden Familienverstrickungen. Als Heiler sollten Sie sich mit den Erkenntnissen der *Familienaufstellung* nach Bert Hellinger befassen, damit Sie Ihren Klienten bei Problemen in diesem Bereich helfen können. Damit will ich nicht sagen, dass Sie Familienaufstellungen durchführen sollen. Wir Heiler gehen einen anderen Weg. Dennoch sollen Sie die Dynamik kennen, die ernst zu nehmende Erkrankungen hervorrufen kann. Mit dieser dritten Frage begeben wir uns auf ein anderes Niveau des Lebens.

Betraf die erste Frage mehr die Körperchemie (Ernährung) und die zweite mehr das Energetische, so befinden wir uns hier im Unbewussten, im Seelischen. Krankheiten aus diesem Bereich sind Antworten oder Hilfeschreie der Seele. Sie sagen zum Beispiel: »Ich werde mit den zwischenmenschlichen Prozessen nicht mehr fertig.« Manche Ereignisse oder Erlebnisse haben einen unerlösten seelischen Konflikt hinterlassen, zum Beispiel

eine schlechte Beziehung zu Mutter oder Vater,
Trennung von geliebten oder nahestehenden Personen,
der Tod naher Verwandter,
Unfälle, Operationen,
Versagen in der Schule oder im Beruf,
Kindheitstraumen oder
sogar Ereignisse aus einem früheren Leben.

Es kommt auch vor, dass ein Mensch die Probleme und Sorgen naher Verwandter übernimmt (Mitleid) oder dass sie ihm aufgepfropft werden (»du bist schuld«). Mitleid ist viel weiter verbreitet, als allgemein angenommen wird. Besonders zwischen Eltern und Kindern ist das Besorgtsein oft so stark, dass Krankheiten für einen anderen »ausgetragen« werden. Der Mitleidende will sie anderen abnehmen.

Wie spürt man ungelöste Konflikte auf?
Ungelöste Konflikte können tief verborgen sein, lange zurückliegen oder wie in einer Warteschleife kreisen, um irgendwann zur Landung anzusetzen und dann scheinbar ohne ersichtlichen Grund ernste Entgleisungen der Regenerations- und Heilungskräfte hervorzurufen. Aufspüren können wir diese »Antworten der Seele« mit den folgenden Testverfahren:

- Auramessung mit dem Tensor (siehe Seite 109)
- Messen der Meridiane an den Fingern und Zehen (siehe Seite 121 f.)
- Ausmessen des Chakrensystems (liefert viele Informationen über seelische Konflikte).

Siehe dazu mein Buch *Die Schule der Geistheilung*. Manchmal können Sie auch Wirbelverschiebungen ausfindig machen. Hintergrundinformationen dazu finden Sie in Louise Hays Buch *Heile Deinen Körper*.

Wie kann geholfen werden?
Die gesundheitlichen Störfaktoren, die mit Hilfe der ersten beiden Fragen (Ernährst/bettest du dich richtig?) aufgespürt wurden, können durch Weglassen beziehungsweise Distanzieren und anschließende energetische Behandlung schnell und erfolgreich ausgeschaltet werden. Das setzt natürlich voraus, dass der Kranke mitarbeitet.

Anders ist es mit den Störungen, die durch die dritte Frage (Hast du Probleme mit anderen Menschen?) zutage treten. Hier kann die Hilfe nur über Bewusstwerdung und Bewusstseinsveränderung kommen. Angst, Unwissenheit und falsche Glaubenssätze müssen aufgedeckt, überwunden und in neue Lebenseinstellungen umgewandelt werden. Daher gibt es hier keinen festen Behandlungsrahmen.

Seelische Stabilität und Bewusstseinsveränderung kann über die Behandlung der Chakren erreicht werden. Zum Aufdecken und gleichzeitigen Erlösen der unbewussten Konflikte eignet sich in vielen Fällen die Organsprache-Therapie (siehe Seite 28). Ob Sie Familienaufstellungen nach Bert Hellinger, Psychokinesiologie nach Dr. Klinghardt oder eine Kombination aus verschiedenen Methoden anwenden, diese Behandlungsmethoden werden nicht immer ausreichen, um den Konflikt zu lösen. Dann ist die höchste Instanz gefragt: Geistheilung und Fürbitten. Gebetsheilungen und mediale Zusammenarbeit mit dem eigenen Engel, einem Geistführer oder einem Arzt aus dem Jenseits sind meiner Erfahrung nach die wirksamsten Anwendungen, wenn alles andere versagt hat. Dies trifft auch für die vierte Frage zu.

4. Hast du Probleme mit Gott und/oder der Schöpfung?

Oberflächlich betrachtet scheint diese Frage keine krank machende Bedeutung zu haben. Wenn wir jedoch in die Tiefe gehen, in den Urgrund des menschlichen Seins, können wir ihre Brisanz erfassen. Die Tendenz, das schöpferische, geistige Sein nicht als die gebende und erhaltende Kraft aller Erscheinungsformen zu verstehen, führt zur Verleugnung der eigenen Seele und destabilisiert die Verbundenheit von Körper, Seele und Geist. Auch falsche Vorstellungen von Gott (»Einen lieben Gott gibt es nicht, denn wie könnte er Leid und Not zulassen? Es gibt nur einen strafenden Gott.«) führen in die Angst mit allen sich daraus ergebenden Problemen.

Krank machende Glaubenssätze

Wir fanden bei vielen Kranken Glaubenssätze, Vorstellungen und Meinungen, die als Verursacher ihres Leidens ausgemacht werden konnten. Hier einige Beispiele:

Alles ist vorbestimmt – Schicksal.
Die Natur ist feindlich.
Leben ist Fressen und Gefressenwerden.
Der Mensch ist eine Fehlentwicklung der Schöpfung, weil er böse ist.
Mit dem Tode ist alles zu Ende.

Glaubenssätze wie diese münden in unheilvolle Prozesse sowohl auf der körperlichen als auch auf der psychischen Ebene. So entstehen lang anhaltende oder immer wiederkehrende Erkrankungen, die dann in einen weiteren Problemkreis führen, der durch andere Glaubenssätze aufrechterhalten wird, zum Beispiel:

Ich bin unheilbar krank.
Mir kann keiner helfen.
Mit diesem Leiden (Problem) muss ich leben.
Gott liebt mich nicht.
Ich habe nie Glück.

Sie können diese lebensverneinenden Meinungen und Glaubenssätze beliebig ergänzen und werden erkennen, dass sie alle denselben Hintergrund haben: einen Mangel an Liebe, Hoffnung und Vertrauen – in sich selbst, in die Umwelt/Natur und/oder in Gott.

Wie kann geholfen werden?

In diesem Fall sollten alle Gespräche, Behandlungen und Anwendungen darauf abzielen, dass der Bewusstseinszustand des Heilungssuchenden Stabilität bekommt und er sich mit Gott und der Schöpfung einverstanden erklären kann. Erst wenn ein gewisses Maß an Sicherheit gegeben ist, werden Liebe, Hoffnung und Vertrauen wachsen. Gesundheitsprobleme, die sich aus der vierten Frage ergaben, sind nicht so einfach »wegzuheilen«. Aufbauende Gespräche, die Lektüre ausgewählter Bücher, Vorträge und Seminare sind hier hilfreich. Jede Heilanwendung sollte mit liebevollen Affirmationen verbunden werden. Heilungen, die auf Bewusstseinsveränderung angewiesen sind, brauchen Geduld und viel Zeit.

Für Heilungen aus diesem Bereich brauchen Sie viel Erfahrung, denn jeder Mensch ist so individuell und einzigartig wie die für ihn notwendige Heilbehandlung. Meiner Erfahrung nach liegt der Übergang zu psychisch-seelischen Erkrankungen im Bereich der vierten Frage und steht vielleicht auch im Zusammenhang mit Problemen, die sich aus der dritten Frage ergeben. Obwohl wir als Heiler in Kontakt mit geistigen Helfern sind, die viel bewirken können, werden hier Grenzen deutlich, die schwer zu überwinden sind. Suchen Sie die Zusammenarbeit mit einem Psychologen oder Psychiater, wenn Sie es mit therapieresistenten Patienten zu tun haben.

Die Arbeit mit dem Biotensor

Ich habe lange nach Möglichkeiten gesucht, die schwach ausgeprägte außersinnliche Begabung, die wir alle haben, zu optimieren. Eine Möglichkeit besteht im gezielten meditativen Üben; doch das braucht Zeit. Schneller geht es mit der Radiästhesie (der Arbeit mit der Wünschelrute oder dem Pendel). Dieser Weg ist kurz und führt zu erstaunlich genauen Aussagen über die verschiedenen Bioenergien und ihre Verbindungen miteinander. Die so gewonnenen Messergebnisse können einmal zur Diagnose des Erstzustandes genutzt werden und weiter zur Kontrolle nach der Behandlung.

Wenn wir in der Unterhaltung mit dem Hilfe Suchenden eine gewisse Grundlage erreicht haben, können wir mit Feinmessungen der Aura, der Meridiane und/oder der Chakren beginnen. Diese Messungen zeigen auf, in welchem Bereich eine Fehlfunktion (Über- oder Unterfunktion) vorliegt.

Solche Feinmessungen sind nicht nötig, wenn Sie hellseherische Fähigkeiten haben und die Aura, die Meridiane und die Chakren sehen oder erfühlen können. In den Kursen und Seminaren der »Schule der Geistheilung« hat sich gezeigt, dass mediale Fähigkeiten sehr selten sind. Zu Beginn der Ausbildung sind die meisten Teilnehmer auf Hilfsmittel angewiesen. Das können teuere Apparaturen und Messgeräte sein oder auch ganz einfache Instrumente wie Rute oder Pendel. Meiner Erfahrung nach bietet das Konstruktionsprinzip des *Biotensors nach Dr. Oberbach* die besten Mess- und Aussageergebnisse. Wenn Sie jedoch mit anderen Messgeräten gute Erfahrungen gemacht haben, so nutzen Sie diese ruhig weiter.

Alle weiteren Beschreibungen von Messverfahren beziehen sich auf den Umgang mit dem Tensor.

Der Biotensor bringt zwar schon nach den ersten Übungen gute Resultate, aber die Sicherheit beim Messen und die Vielzahl der Aussagemöglichkeiten erfordern einiges an praktischer Erfahrung, die man am besten in Seminaren und vor allem in Arbeitsgruppen erwirbt.

Beginnen Sie Ihre Arbeit mit dem Tensor mit einfachen Messungen (zum Beispiel dem Testen von Lebensmitteln). Anleitungen dafür finden Sie in den Büchern von Dr. Oberbach oder in *Geistheilung ist erlernbar* (siehe Literaturverzeichnis). Im letztgenannten Buch werden viele Grundelemente und Praktiken außersinnlicher Diagnosen und Heilanwendungen beschrieben. Ohne Praxis und Erfahrungsaustausch oder Seminararbeit ist es allerdings schwierig, den Tensor erfolgreich zu nutzen. Wenn Sie noch keine Praxis haben, können die folgenden Ausführungen eine theoretische Grundlage für spätere Übungen sein.

Beschreibung des Tensors

Der Tensor nach Dr. Oberbach (siehe Abbildung Seite 84) besteht aus

- einem circa zwanzig Zentimeter langen, runden *Metallrohr*, das an beiden Enden mit Metallstopfen versehen ist.

Diese Metallstopfen haben jeweils eine Bohrung als Steckkontakt.

- Das Metallrohr dient als Handgriff und Kontakt für den aufsteckbaren *Federstab mit Ring.* Der Federstab ist circa dreißig Zentimeter lang und mit seinem elastischen Federdraht und dem Gewicht des Ringes auf bioenergetische Schwingungen abgestimmt.
- Auf der anderen Seite des Handgriffes können *Kabel mit Abtastelektroden* eingesteckt werden.

Wenn der Ring oder die Abtastelektroden in ein bioenergetisches Feld eintauchen, reagiert das Gerät in unserer Hand auf bioenergetische Schwingungen unterschiedlichster Art.

Wie man den Tensor handhabt und die Schwingungen deutet, lernt man am besten in einem Kurs. Beispielsweise

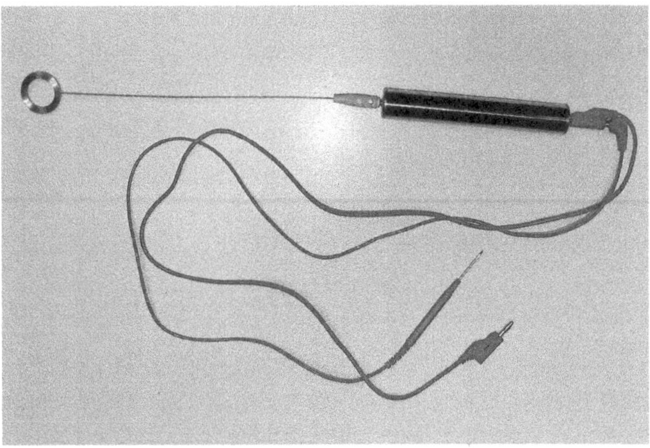

Der Biotensor nach Dr. Oberbach

entstehen, wenn man den Tensor in der Hand hält, kreisende Bewegungen, Zwangsbewegungen, wie Dr. Oberbach sie nennt, die anfangs für Verwirrung sorgen können, weil sie widersprüchlich erscheinen. Abgesehen davon ist unter Anleitung alles schneller und sicherer zuzuordnen.

Bei allen Messungen, die noch beschrieben werden, wird der Tensorring senkrecht gehalten. Doch bevor Sie mit dem Messen und Deuten der Schwingungen am Menschen beginnen, lesen Sie bitte die Kapitel über die Aura und die Meridiane.

Testen auf Strahlenbelastung mit Symbolen

Unrunde Drehungen des Tensors (über dem Kopf oder zwischen den Beinen gemessen), die rund werden, wenn das blaue Engelsymbol vor die Brust gehalten wird, weisen auf eine Strahlenbelastung als Verursacher der Funktionsstörung hin. Wenn die Tensorschwingung nur über dem Kopf oder nur zwischen den Beinen oder nur teilweise rund wird, machen energetische Einflüsse nur einen Teil der Funktionsstörung aus. Diese Messung gibt keine Auskunft über die Art der Strahlung. Sie sagt nur aus, dass sie eine energetisch gesundheitsschädliche Wirkung hat.

Wenn sich beim Testen mit dem blauen Engelsymbol keine Veränderung in den unrunden Schwingungen (über dem Kopf beziehungsweise zwischen den Beinen gemessen) ergeben, dann sind keine Einflüsse technischer Art beziehungsweise keine Erdstrahlen vorhanden.

Wenn wir nun wissen wollen, woher die Belastung kommt (vom Arbeitsplatz, der Wohnung, dem Bettplatz oder Ähnlichem), gehen wir wie folgt vor:

- Der Platz, auf dem Tester und Testperson stehen oder sitzen, wird auf Störfelder getestet. (Er soll frei von Elektrosmog und Erdstrahlen sein.)
- Die Testperson hält einen angewinkelten Arm in Brusthöhe, etwa dreißig Zentimeter vom Körper entfernt. Die Handfläche zeigt nach unten, Hand und Finger sind gestreckt.
- Der Tester steht der Testperson gegenüber und hält den Tensorring wenige Zentimeter über ihren Handrücken.
- Nun wird sich eine horizontale Schwingung (⟵⟶) aufbauen (circa 18 Zentimeter oder fast so groß wie Handrücken und Finger zusammen). Diese horizontale Schwingung über der Hand entsteht, weil fast alle Energiebahnen in eine Richtung fließen (Vor- und Zurückfließen der Nerven und Meridiane) und der Energiefluss auf den Tensor übertragen wird.

- Während der Tester den Tensorring oberhalb des Handrückens schwingen lässt, bittet er die Testperson, die Augen zu schließen und sich in Gedanken an ihren Arbeitsplatz zu versetzen.
- Wenn der Arbeitsplatz eine Störung aufweist, wird sich die horizontale (⟵⟶) Tensorschwingung verändern.

  Wenn sie kleiner wird, liegt eine leichte Belastung vor;
  wenn sie zum Stillstand kommt, eine mittlere Belastung;
  wenn sie senkrecht schwingt oder rechts oder links herum dreht, eine starke Störung.

Auf diese Weise kann auch der Schlafplatz oder jeder andere Platz untersucht werden.

Die Messungen sind äußerst präzise, weil sich unser Unbewusstes genau erinnert, wo die Bioenergien durch äußere Einflüsse in Turbulenz geraten. Zum Vergleich: Auch wenn wir uns an ein dramatisches Ereignis erinnern, können wir unsere Reaktionen von damals fühlen. Zum Beispiel sagen wir: »Wenn ich nur daran denke, läuft es mir eiskalt über den Rücken.«

Wenn wir den Ort ermittelt haben, von dem die Belastung ausgeht, muss eine Entscheidung getroffen werden: Flucht oder Entstörung. Mit Flucht ist Verlassen oder Vermeiden des belasteten Ortes gemeint. Das ist die beste Lösung. Entstören ist immer nur eine Notlösung, aber manchmal die einzig mögliche.

Testen auf Belastung durch andere Personen

Wenn bei der Messung über dem Kopf oder zwischen den Beinen unrunde Schwingungen auftreten, können wir testen, ob die Störung auf eine Belastung durch andere Personen zurückgeht. Dazu arbeiten wir mit dem gelben Engelsymbol.

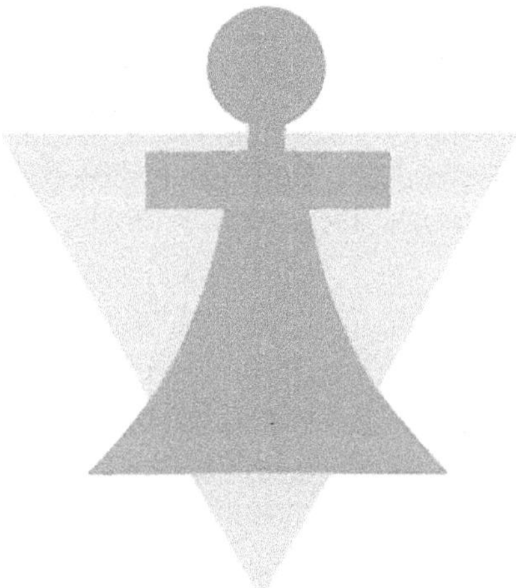

- Die Testperson hält sich das gelbe Engelsymbol vor das Herz-Chakra an den Körper.
- Wenn die Tensorschwingungen über dem Kopf und zwischen den Beinen nun rund werden, liegt eine Belastung durch andere Personen vor (nach dem Motto: »Der oder die macht mich krank, verrückt und so weiter«).
- Wenn sich die Schwingungen nicht ändern, ist keine Belastung durch andere Personen gegeben.

Wirkung der Engelsymbole

Durch Tragen des *blauen Engelsymbols* werden Elektrosmog und Erdstrahlen weitgehend gedämpft.

Das *gelbe Engelsymbol* neutralisiert die Belastung oder Beeinflussung durch andere Menschen.

Die Anhänger, sowohl der blaue als auch der gelbe, werden in der Brustmitte (über der Thymusdrüse) getragen, weil sie durch die Energiewirbel des Herz-Chakras aktiviert werden. Gleichzeitig können sie allerdings nicht getragen werden, denn sie neutralisieren sich. Die Engelsymbole können sowohl zum Testen als auch als Schutzsymbole benutzt werden. (Bezugsquelle für beide Engelsymbole siehe Seite 189.)

Behandlungsmethoden

Wenden wir uns nun den Heiltechniken zu. Nutzen Sie, je nach gesundheitlicher Störung, die Behandlungsart, welche die besten Erfolgschancen bietet.

Das Handauflegen

Bei körperlichen Erkrankungen wie Rückenschmerzen, Verspannungen, Wunden, Gelenkbeschwerden und anderen, nicht mit Organen verbundene Erkrankungen hat sich

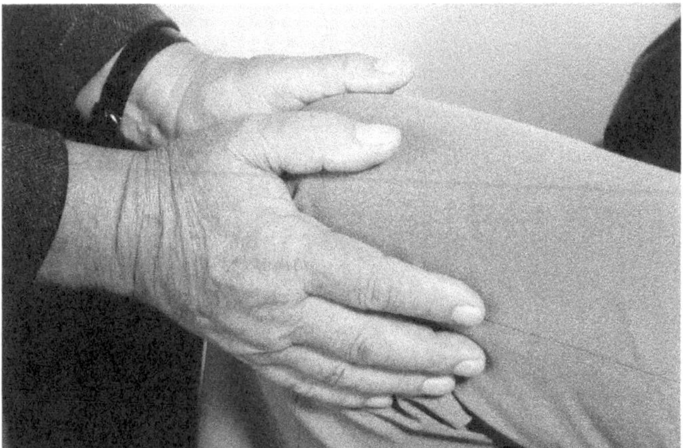

das Handauflegen auf die betroffene Stelle bewährt. Aber auch bei dieser Art von gesundheitlichen Störungen gibt es immer eine Wechselwirkung mit dem Seelisch/Geistigen.

Spüren Sie in Ihre Hände hinein. Verändern Sie die Handstellungen, erspüren Sie die beste Position. Fragen Sie die Person, die Sie gerade behandeln, nach ihrem Empfinden und danach, welche Lage der Hände am angenehmsten für sie ist. Solche »Behandlungen« dauern zwischen fünf und fünfzehn Minuten. Gesprochene Affirmationen können den Heilstrom zusätzlich verstärken. Auch die mentale Anwendung von Farben hat sich bewährt.

Behandlungsergebnisse

Wie oft Sie bei einer Person das gleiche Symptom behandeln müssen, ist nicht vorhersagbar. Bei allen Behandlungsarten und verschiedenen Erkrankungen zeichnet sich ein Durchschnittswert ab.

- Bei einem Drittel aller Kranken zeigt sich schon nach der ersten Behandlung ein Genesungsschub, von völliger Beschwerdefreiheit bis deutlicher Besserung.
- Ein Drittel muss mehrmals behandelt werden. Der Heilungsprozess verläuft langsam, kommt manchmal zum Stillstand, um sich dann wieder zu verbessern.
- Ein Drittel aller Kranken spricht auf bioenergetisches Heilen und Geistheilen nicht an. Diese scheinbar therapieresistenten Personen stellen eine Herausforderung für alle Heiler dar. Sie können nicht durch »bloßes Handauflegen« geheilt werden. Hier heißt es, den richtigen Weg in die Heilung zu suchen.

Meridian- und Organbehandlung

Bei schwachen oder kranken Organen bieten sich zwei Behandlungsarten an:

- die Meridianbehandlung oder
- die Meridian- und Organbehandlung am Körper.

Meridianbehandlung an den Händen

Bei dieser Behandlung sollte der Aus- und Eintrittspunkt des jeweiligen Meridians in Ihrem Handteller liegen. Wenn Sie den Finger des Kranken, an dessen Nagelfalz der zu behandelnde Meridian liegt, mit Ihren Händen umfassen, liegen Ihre Daumen auf dem nach innen gehenden Meridian.

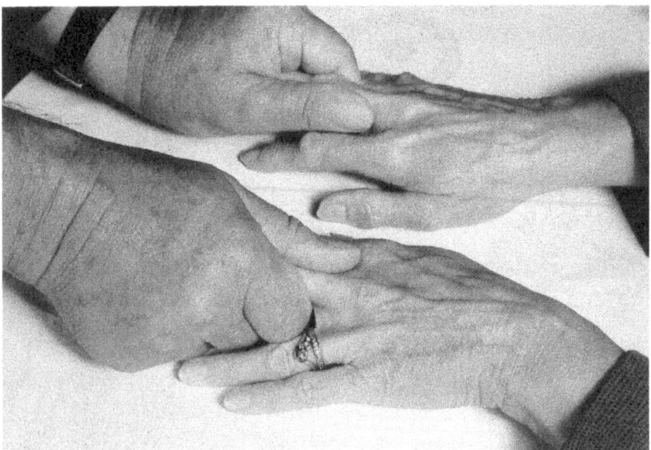

Meridianbehandlung an den Füßen

Die Behandlung der Meridiane an den Füßen läuft ein wenig anders ab, weil die Zehen kürzer sind als die Finger. Achten Sie aber immer darauf, dass die Daumen auf den nach innen strebenden Meridianen liegen und sich das Zentrum Ihres Handtellers (= Hand-Chakra) auf den Meridian-Endpunkten befindet. Diese Haltung hat sich als äußerst wirksam erwiesen. Ein erfahrener Heiler erreicht mit dieser Methode das gleiche Resultat wie ein erfahrener Akupunkteur. In Kombination mit Affirmationen und Farben ist diese Behandlungsart schnell wirksam. Je nach Erfahrung des Heilers ist eine Dynamisierung des Meridians in einer bis vier Minuten erreicht.

Meridian- und Organbehandlung

Bei der Meridian- und Organbehandlung greift eine Hand, wie zuvor beschrieben, auf den zu behandelnden Meridian, während die andere Hand auf dem Körper über dem kranken Organ liegt.

Günstig ist es, die Hände alle ein bis zwei Minuten zu wechseln: einmal die rechte Hand auf dem Organ und die linke auf dem Meridian, dann umgekehrt. Spüren Sie beim Behandeln in Ihre Hände hinein. Dann werden Sie lernen, den Heilstrom zu spüren, und merken, wann die Heilkorrektur beendet ist. Das Spüren oder Erfühlen der Energie ist besonders hilfreich, wenn Suggestionen gesprochen oder Heilfarben übertragen werden.

Behandlung bei Meridian-Kommunikationsstörungen

Meridian-Kommunikationsstörungen werden behandelt, indem man die Meridiane, wie oben beschrieben, mit beiden Händen hält. Der Unterschied zur oben beschriebenen Behandlung besteht darin, dass die rechte Hand einen anderen Meridian hält als die linke. Auch bei dieser Methode ist es vorteilhaft, die Hände nach einer bis zwei Minuten zu wechseln.

Mentales Heilen/Imagination

Heiltechniken wie Handauflegen, Meridianbehandlungen oder ein Ausstreichen mit den Händen in der Aura können alle unter Heilmagnetismus eingeordnet werden. Wenn Worte oder Farbaffirmationen hinzukommen, so ist das mentales Heilen.

Wenn sich der Heiler den gesunden, heilen Körper des Kranken vorstellt, so ist dies Imagination.

Diese drei Methoden – Handauflegen, Wort- und Farbaffirmationen und die Vorstellungskraft (die Imagination) – bilden das Grundgerüst des bioenergetischen Heilens und können mit allen anderen Heilmethoden kombiniert werden. Sie sind eine Ergänzung, aber kein Ersatz für die Methoden der Schulmedizin und der Psychotherapie.

Mediales Heilen

Eine ganze Stufe höher ist das Heilen mit geistiger Energie angesiedelt. Diese geistige Heilkraft kann über unser Chakren-System wirken. Der Heiler wird zum Kanal, zum Vermittler für die Heilkraft. Das ist Medialität. Mediales Heilen gehört also zu einer anderen Dimension. Aber auch hier gibt es verschiedene Disziplinen. Hier die am häufigsten angewendeten:

Gebetsheilung

Die Gebetsheilung oder Fürbitte wird von vielen Heilern angewendet. Sie kann im Rahmen eines Rituals ausgesprochen oder auch nur gedacht werden. Ich glaube, dass die Gebetsheilung einen fließenden Übergang zum mentalen Heilen – Heilen mit Gedankenkraft – darstellt. Die Fürbitte kann Raum und Zeit überwinden. Sie ist die am meisten genutzte Fernheilungsmethode.

Verbindung mit der geistigen Welt

Eine andere Art des Heilens basiert auf einer Verbindung mit der geistigen Welt. Der geistige Führer, der Engel oder der Arzt aus dem Jenseits übernimmt die Heilung. Der zum Kanal gewordene Heiler überträgt die Heilinformation und befindet sich dabei in einem tranceähnlichen Zustand. Diese Art des Heilens kann man nicht einfach »tun« oder durch Denken erzwingen. Mediales Heilen erfordert ein Zurücknehmen des eigenen Willens, ein Unterordnen, eine devote Haltung nach dem Motto: »Dein Wille geschehe.«

Übertragung der Chakren-/Kundalini-Energie

Die Vorstufe zum medialen Heilen ist die Arbeit mit den eigenen Chakren, mit der Kundalini-Energie. Durch mediales Üben, durch Verinnerlichung erwirbt man die Möglichkeit, in sich hineinzuwachsen, sich selbst in der eigenen Lebenskraft zu erspüren. Im Alleingang ist dies allerdings schwierig. Hier ist die Arbeit in Gruppen oder Seminaren angesagt. Einen theoretischen Einstieg in diese Heilmethode bietet das Buch *Die Schule der Geistheilung*.

Schamanistisches Heilen

Eine weitere Ebene stellt das schamanistische Heilen dar. Die stark von der jeweiligen Kultur geprägten Methoden der Schamanen zeigen trotz ihrer Vielfalt in der Anwendung große Wirkung. Sie sind und bleiben aber eine andere Dimension des geistigen Heilens.

Die Aura

Was ist die Aura?

Alle energetischen Prozesse, einschließlich all ihrer Wechselwirkungen, haben spezifische Schwingungen. Dazu gehören die Frequenzen der Organe, die verschiedenen Schwingungen des Nervensystems und der Meridiane. Diese Energie- und Schwingungsmuster stehen außerdem in ständiger Wechselwirkung mit den Chakren. Hieraus ergeben sich sowohl unsere psychischen Energien als auch die Psychosomatik. Unsere Aura ist also ein sich ständig veränderndes Energiefeld, geprägt von unseren ganz persönlichen, einzigartigen Mustern und von äußeren Einflüssen.

Wie sieht die Aura aus?

Aurasichtige beschreiben unser Biofeld als eine schillernde, schwingende, in vielen Farben pulsierende Lichterscheinung – zart, durchsichtig, ständig wechselnd und dennoch in ganz persönlichen Farben strahlend. Diese farblichen Grundmuster, einschließlich ihrer Wechselwirkungen und Farbveränderungen, sind Ausdrucksformen unserer Persönlichkeitsmerkmale. Es gibt also die Möglichkeit, über die Farben der Aura Neigungen, Bedürfnisse und psychologische Verhaltensweisen eines Menschen zu beschreiben.

Wie entsteht die Aura und wie kann man sie beeinflussen?

Die Aura (auch elektrostatisches Feld der Lebewesen genannt) entsteht als Resultat elektromagnetischer Vorgänge und baut sich aus den verschiedenen biologischen Prozessen in uns auf. Somit ist die Aura ein Abstrahlungsfeld aller bioenergetischen Abläufe und gleichzeitig ein Resonanzfeld der verschiedenen Umweltenergien. Neuere Forschungsergebnisse sprechen davon, dass alle unsere Bioenergien einen Strahlendruck beziehungsweise eine Strahlendichte von 14 bis 16 Watt pro zehn Quadratzentimeter in der Stunde haben.

Übersteigt der Strahlendruck von außen diese Werte unserer Aura, beispielsweise durch Erdstrahlen oder Elektrosmog, können unsere eigenen bioenergetischen Prozesse manipuliert oder so verzerrt werden, dass Funktionsstörungen auftreten. Diese Belastungen hängen von der Stärke unserer Energie und von unserer Resonanzfähigkeit ab. Somit sind alle Wechselwirkungen von Mensch zu Mensch verschieden und schwanken zusätzlich mit unserer Vitalität.

Wie wird man »aurasichtig«?

Im Traum oder mit Hilfe der Vorstellungskraft ist unser Bewusstsein in der Lage, Bilder zu produzieren – ein Sehen, ohne zu sehen. Besonders im Entspannungszustand – in der Meditation – kann unser Bewusstsein das bildhafte Erleben oder die Imagination erwirken und durch außersinnliche Wahrnehmung auch bioenergetische Abbilder entstehen lassen.

Anfangs ist es beim Meditieren wichtig, sich die Aura eines Menschen vorzustellen oder zu versuchen, die eigene Aura vor einem imaginären Spiegel zu sehen. Das Energiefeld der Aura ist kein massives, leuchtendes Feld. Demnach erscheint es in unserer Vorstellung keineswegs stabil, sondern oft verzerrt schwingend und nur sehr schwach leuchtend. Die Farben sind am Anfang kaum zu sehen. Durch ständiges Üben tauchen allmählich zarte Farben aus den Grautönen auf.

Vorteilhaft sind solche Übungen in Gruppen, in denen man sich austauschen und das eigene außersinnliche Sehen mit der Wahrnehmung anderer Gruppenmitglieder vergleichen kann. So wird aus der subjektiven »Einbildung« allmählich ein objektives Sehen. Diese Übungen, einschließlich ihrer Resultate, sind in Entwicklung und Präzision sehr unterschiedlich. Es kann sein, dass Sie nach sehr kurzer Zeit zu guten Ergebnissen gelangen. Es kann aber auch einige Jahre dauern, bis Ihre Fähigkeit zur außersinnlichen Wahrnehmung genügend geschult ist.

Wenn Ihre Meditationserfahrungen fortgeschritten sind, werden Sie die Farben in der Aura von Pflanzen, Tieren und Menschen »sehen«. Auch wenn es durchaus Menschen gibt, die von Natur aus über diese Fähigkeit verfügen, bleiben sie die Ausnahme.

Im Vergleich dazu ist die »Aurasichtigkeit« mit radiästhetischen Geräten sehr viel leichter zu erlernen. Die Erfahrung hat gezeigt, dass die Einhandrute nach Dr. Oberbach anderen Hilfsmitteln wie Rute, Pendel und dergleichen überlegen ist.

Die Aurafarben bestimmen

Mit Hilfe von Farbkarten und dem Biotensor, aber auch mit anderen Hilfsmitteln kann man eine Zustimmungs- oder Resonanzschwingung finden. Anhand der Stärke des Tensorausschlages ist auch eine prozentuale Bestimmung der Farben möglich. Diese mit Biotensor und Farbkarten ermittelte Zuordnung hat eine sehr hohe Aussagekraft und übertrifft andere Abfragemethoden, manchmal sogar die Aussagen von »Aurasichtigen«.

Beurteilen der Aura mittels Farbkarten

Wie hält man den Tensor?

Um die Farben der Aura zu bestimmen, halten wir eine der Farbkarten senkrecht, 40 bis 50 Zentimeter vom Körper der Testperson und den Tensor mit seinem senkrecht stehenden Ring etwa 10 Zentimeter von der Farbkarte entfernt, zwischen die Farbkarte und den Körper der Test-

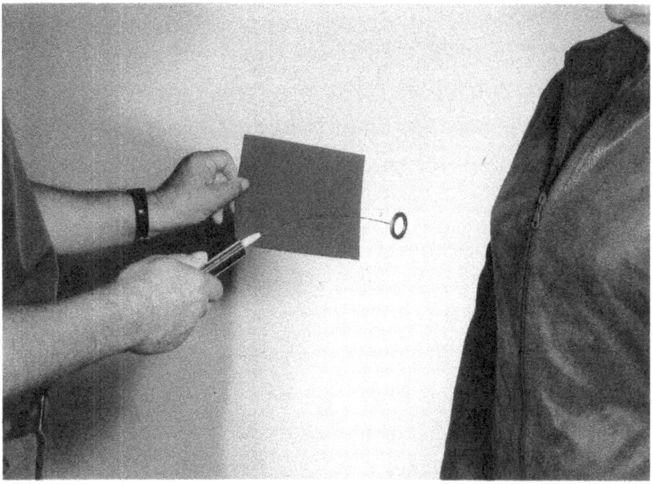

person. Der Tensor wird nun mit mehr oder weniger starken Schwingungen reagieren.

Wo am Körper wird gemessen?
Die Farben (= Aurafrequenzen) sind nicht gleichmäßig in der Aura verteilt. Zum Beispiel kann am Oberkörper Blau vorhanden sein, während es an den Beinen fehlt. Die beste Zone zur ganzheitlichen Messung liegt auf der Höhe des Magens/der Nieren oder bei hängenden Armen auf Höhe der Ellenbogen. Bei ungleicher Farbverteilung lohnt sich das Messen an verschiedenen Sektoren und die jeweilige Farbbestimmung. Krankheitsherde weisen oft eine andere Farbabstrahlung auf. Der Rechts-links-Vergleich eignet sich für die Beurteilung der männlichen (rechten Seite) und weiblichen Veranlagungen (linken Seite).

Andere Variante der Messung

Die Testperson berührt mit einer Hand die einzelnen Farbkarten, während Sie als Tester den Tensor in ihre Aura halten. Dadurch, dass die Testperson die Farbe mit der Hand berührt, treten Resonanzschwingungen in ihrer Aura auf, die der Tensor anzeigt. Diese Methode ist nicht so präzise wie die oben genannte, weil die einzelnen Körperregionen mit ihren Abstrahlungen nicht erfasst werden können. Außerdem erfassen Sie dabei nicht die direkte Abstrahlung, sondern nur Resonanzschwingungen. Als zusätzlicher »Schnelltest« genügt diese Variante jedoch, zum Beispiel wenn Sie andere Auramessungen damit ergänzen wollen.

Reihenfolge der Farbauswahl

Gehen Sie die unten angegebenen Punkte der Reihe nach durch, und zwar so lange, bis Sie bei den Tensor-Zustimmungen eine möglichst hohe Prozentzahl erreicht haben. Der Weg über die sechs Regenbogenfarben (Punkt 1) ist schnell und sicher und deckt in der Regel 50 bis 80 Prozent der Aurafarben ab. Wie Sie die Prozentzahl ermitteln, wird auf Seite 103 f. erklärt.

1. Beginnen Sie mit den sechs Grundfarben: Rot, Orange, Gelb, Grün, Blau und Violett.
2. Nehmen Sie nun die Farben Gold, Silber, Grau und Braun zum Testen.
3. Wenn noch immer keine hundertprozentige Abdeckung erreicht wurde, testen Sie noch mit den Mischfarben. Nehmen Sie dazu zwei Karten mit Nachbarfarben gefächert in die Hand (zum Beispiel: Blau und Violett oder Gelb und Grün) und messen Sie wieder.

Tensorschwingungen bei der Farbkarten-Methode

Schwingung	Aussage
⟷	Horizontale Schwingung = Zustimmung Diese Farbe ist vorhanden. Die Größe der Zustimmung sagt etwas über die prozentualen Anteile der Farbe aus.
●	Tensor-Stillstand = Diese Farbe ist nicht vorhanden.
↕	Senkrechte Schwingung = Ablehnung Diese Farbe wird abgelehnt. Das bedeutet, dass die Eigenschaften dieser Farbe abgelehnt werden.
⤢	Diagonale Schwingung = aggressive Haltung Diese Schwingung ist selten. Sie zeugt von einer aggressiven Haltung dieser Farbe und ihren Eigenschaften gegenüber.

Beurteilung des Farbprofils in Prozenten

Wenn Sie genügend Sicherheit im Bestimmen der Farben erreicht haben, können Sie genauere Messungen vornehmen. Sie können beispielsweise ermitteln, zu wie viel Prozent die jeweilige Farbe in der Aura der von Ihnen getesteten Person vorhanden ist.

Sie halten den Tensor wie vorher beschrieben und beginnen zu zählen, bis sich die Zustimmungsschwingung (⟷) einstellt.

Sagen Sie: »Diese Farbe ist zu mehr als 10 Prozent vorhanden.« (Wenn die horizontale Schwingung erhalten bleibt, machen Sie weiter.)

»Diese Farbe ist zu mehr als 20 Prozent vorhanden.« (⟷)

Wenn Sie jetzt sagen »Diese Farbe ist zu 25 Prozent vorhanden« und die Tensorschwingung dabei in eine Senkrechte (↕) übergeht, so heißt dies, dass sich der Anteil dieser Farbe zwischen 20 und 25 Prozent bewegt.

Wenn während des Testens (Sie sagen zum Beispiel: »Diese Farbe ist zu 10 Prozent vorhanden.«) aus einer Zustimmung (⟷) eine Ablehnung (↕) wird, so heißt dies, dass die Farbe zwar vorhanden ist, aber zu weniger als beispielsweise 10 Prozent.

Sie können dann noch zwischen einem und neun Prozent weiterfragen, um ein genaues Ergebnis zu erhalten, so lange, bis eine eindeutige Zustimmung kommt. Auf diese Weise erhalten Sie ein gutes Farbprofil.

Prozent-anteil	**Bedeutung**
25% oder mehr	Erreicht eine Farbe einen Anteil von 25 Prozent oder mehr, sind die dazugehörigen Eigenschaften nicht mehr zu übersehen und werden zum tragenden Teil dieser Persönlichkeit. Es entstehen einseitige Verhaltensweisen, die das Leben schwermachen.
mehr als 40%	Ab 40 Prozent werden die Verhaltensweisen so einseitig, dass das Leben des Betreffenden von schicksalhaften Verkettungen geprägt ist. Fehlhandlungen durch mangelnde Anpassung sind möglich.
weniger als 8%	Sinken die Anteile einer Farbe unter 8 Prozent, entstehen Schwachstellen im Persönlichkeitsprofil.
weniger als 5%	Weniger als 5 Prozent einer Farbe weisen auf Unverständnis oder sogar Unfähigkeit bezüglich der Eigenschaften hin, die dieser Farbe zugeordnet werden.

Wenn wir 80 Prozent der Aurafrequenzen den sechs Grundfarben zuordnen, haben wir etwa 13 Prozent für jede Farbe.

Beschreibung der Aurafarben

Beurteilen Sie immer alle Farben zusammen, niemals eine Farbe allein. Unsere Ausdrucksform ist immer die Summe aller Eigenschaften und somit die Summe aller Farben, die unsere Eigenschaften repräsentieren.

Die Farben der Aura können gut gemischt sein. Farbtöne können fehlen. Einzelne Farben können prozentual stark vertreten sein. Jede Farbkombination hat ihre eigene Aussage.

Für alle Farben gilt: Hohe Prozentanteile weisen auf ein Zuviel in den entsprechenden Eigenschaften hin. Niedrige Prozentanteile deuten an, dass die entsprechenden Eigenschaften zu wenig zum Ausdruck kommen.

ROT	Antriebskraft, Energie, Willenskraft, Vitalität
klares, helles Rot	Liebe, Vitalität
Feuerrot	triebhafte Liebe, Leidenschaft
warmes Rot, Karminrot	starke, gesunde Liebe, menschliche Zuneigung
dunkles, unangenehmes Rot	ungesunde Liebe, quälende Liebe
Scharlachrot	Zorn aus Leidenschaft, Entrüstung
weiche Rottöne	Gefühlswärme
Rot mit Braun	egoistische Liebe
Rosa, Altrosa	menschliche Wärme; warme, tiefe Liebe

ORANGE	körperliche Energie, Ehrgeiz, Durchhaltevermögen
helles Orange	Hinweis auf Egoismus
dunkles, kräftiges Orange	Machtansprüche
Orange mit Grün oder Blau gemischt	Hinweis auf Eitelkeit oder Gefallsucht
GELB	mentale Farbe; Verstand, Denken, Intellekt, auch Freude
helles Gelb	Klarheit im Denken, Vernunft
Goldgelb	höhere geistige Gedankenkraft
dunkles Gelb, Senfgelb	niedere Denkweise, Vergeltung
Gelb mit Rot	Rachegedanken, Zorn
Gelb mit Grau	depressives Denken, Schwarzsehen
GRÜN	teilweise eine Verstandesfarbe, Heilen, Harmonie, Anpassungsfähigkeit
klares Grün	Hilfsbereitschaft, Verständnis für das Leid der Welt
Hellgrün	lieblich, friedfertig, feinfühlig
Smaragdgrün	Anpassungsfähigkeit gepaart mit Intelligenz
Olivgrün	ungesunde Gefühle und schwache Regenerationsfähigkeit
Dunkelgrün	Klugheit, die nach Befriedigung sucht; Triebhaftigkeit
Graugrün/ Moosgrün	Selbstsucht, Egoismus, disharmonischer Erfolg

BLAU	geistige Heilkraft, Religiosität
klares Blau	mitleidvolle Seele, hingebungsvoll
kräftiges, eher dunkleres Blau	Religiosität, Frömmigkeit bis Heiligkeit
Graublau	Aberglaube
Blassblau	Mangel an Tiefe
sehr dunkles Blau	passive Seele, Mangel an Entfaltung der Denkkraft
Blau mit Rot (Indigo)	Realismus, Mut mit hoher Auffassung
Blau mit Rosa (Lavendel)	Hingabe, religiöse Liebe

VIOLETT	Liebe im Geist, Hingabe, Aufopferungsfähigkeit

SILBERTÖNE	Hinweis auf intuitives, emotionales Denken; spiritueller Lehrer; erfindungsreiche Naturen, die Frucht bringende Gedanken haben

GOLDTÖNE	klare Intelligenz, spirituelle Gedanken – Glaube, Gottvertrauen, Zuversicht; intuitives Denken und vollkommene Freiheit von sinnlichem Verstellen

WEISS	bringt Frieden, Harmonie, Einverstandensein, Seligkeit. Reines Weiß kommt selten vor. Weiß wird als Aufheller gelebt: rosa, hellblau, hellgrün usw.

GRAU BIS SCHWARZ	Furcht, Angst, Depression, Einsamkeit, Pessimismus. Je dunkler die Farbe, desto ausgeprägter ist die Mutlosigkeit.

BRAUN	ist die schwierigste Farbe. Sie ist gegen das Leben gerichtet.
Mittelbraun	Sucht, Gedanken gegen das Leben, psychosomatische Sterbeprozesse
Hellbraun	Habsucht, Selbstsucht, Geiz, Missgunst
Dunkelbraun	Selbstaufgabe, schwere Immunschwäche (Krebs im Endstadium), Hoffnungslosigkeit
Rost-/Rotbraun	Zorn, Vernichtungswille, Wut, Zerstörungswut, Hass, Boshaftigkeit

Aussage von Farbkombinationen

1. *Gleichmäßige Verteilung aller Farben*

Wenn alle Farben gleichmäßig verteilt sind, muss das nicht unbedingt gut sein. Oft steckt dahinter eine ausgeglichene, angepasste Persönlichkeit mit geringer Eigendynamik, aber niemals eine Führernatur oder ein Mensch mit speziellen Fähigkeiten.

Es ist auch möglich, dass *zwei Grundfarben* besonders stark vertreten sind, zum Beispiel Blau und Grün oder Rot und Orange.

Wenn alle anderen Farben *ausgeglichen* sind, kann durch die Zusammenführung zweier starker Farben (zweier charakterlicher Grundmuster) etwas Besonderes entstehen (zum Beispiel Spezialistentum).

Sind die übrigen Farben jedoch *unausgeglichen oder fehlen* manche Farben ganz, glaubt der Mensch meistens, etwas

Besonderes zu sein, ist aber nicht in der Lage, einen besonderen Status zu erreichen.

2. *Fehlende Grundfarben*
Schwer zu lebende Eigenschaften sind vorhanden, wenn die meisten Farbanteile außerhalb der Grundfarben liegen. Dazu zählen Mischungen aus den Farben Braun, Grau und Schwarz, auch als Beimengungen zu Rotbraun, Blauschwarz, Graugrün und so weiter.

3. *Farbliche Einseitigkeit*
In allen Fällen liegt bei farblicher Einseitigkeit neben den psychischen Unausgeglichenheiten auch eine verstärkte Tendenz zu psychosomatischen Erkrankungen vor.

4. *Farbunterschiede unten/oben, links/rechts und so weiter*
Alle Farben können einseitig auftreten. Farbunterschiede können zwischen oben und unten, rechts und links, vorn und hinten bestehen, aber auch diagonale Differenzierungen sind möglich.

Auramessung mit dem Tensor

Wir haben bei der »Farbkarten-Methode« (Seite 100 f.) eine Vergleichsmessung mit bestimmten Schwingungen und Aussagen kennengelernt. Die Auramessungen mit dem Tensor sind in ihren Aussagen konträr. Auramessungen direkt ergeben andere Schwingungsaussagen als zum Beispiel Messungen mit Farbkarten. Zum Beispiel: Aura direkt rund = gesund; mit Farbkarte rund = Aggression, Ärger, Ablehnung. Aura direkt (⟵⟶) = Blockade; mit Farbkarte (⟵⟶) = Zustimmung.

Drehung	Bedeutung
rund	Dreht der Tensor rund (rechts- oder links herum), ist die Bioenergie harmonisch. *Rund ist gesund!*
unrund bis strichförmig	Sind die Bewegungen unrund bis strichförmig, liegen bioenergetische Störungen vor. *Unrund ist ungesund!*
unterschiedliche Schwingungen, Wechsel zwischen rund/unrund, klein/groß	Gemessen an den Polen deuten unterschiedliche Schwingungen auf periodische Energieschwankungen (z. B. Tag zu Nacht oder Woche zu Woche usw.) hin. Außerhalb der Pole gemessen sind sie ein Hinweis auf Verspannungen und Versorgungsschwierigkeiten zwischen Bioenergien und Organen.
Größenunterschiede zwischen: Plus-/Minus-, Rechts-/Linksdrehung	Die Rechtsdrehung ist größer als die Linksdrehung: Die Plusenergie ist zu hoch. Mögliche Auswirkungen: Bluthochdruck, Übersäuerung, aggressive Lebensführung und so weiter, manchmal auch hoher Leistungswille mit rascher Ermüdung. Die Linksdrehung ist größer als die Rechtsdrehung: Die Minusenergie ist höher als die Plusenergie. Mögliche Auswirkungen: Herz-, Lungenschwäche, schwache nervliche Versorgung und/oder schwache Blutversorgung zum Kopf.
zu kleine Schwingung	Der Mensch ist schnell müde und hat nur geringe Energiereserven.

Wie wird die Aura gemessen?

Messungen mit dem Biotensor bringen eine Fülle von zusätzlichen Aussagen. (Bei dieser Messung wird der Tensorring immer senkrecht und etwa 20 Zentimeter vom Körper entfernt gehalten.)

Messung		**Tensor-drehung**	**Bedeutung**
über dem Kopf	Die Aura hat den Pluspol …	rechts.	Hier laufen die Informationen vom gesamten Plusfeld zusammen. Wenn oberhalb des Äquators irgendwo eine Störung vorliegt, ist sie hier mitangezeigt.
zwischen den Füßen (Beinabstand 20 cm)	Die Aura hat den Minuspol …	links.	Hier laufen alle Informationen vom Unterkörper zusammen.
der Äquator	an den Ellbogen		siehe dazu eigenes Kapitel (Seite 115 ff.)
Körper – vorn	bis zum Äquator …	rechts	Informationen über die Sinnesorgane, die Organe, den Rachenraum bis hin zu den Füßen. Im Beinbereich sind es Aussagen über die Versorgung der Beine mit Blut und Lymphe.
Körper – hinten	ab dem Äquator nach unten …	links	zeigt den Zustand der nervlichen Versorgung und jede Art von Rückenverspannung und Wirbelverschiebung
Körper – seitlich			gibt Aufschluss über Muskeln, Sehnen und Bänder?

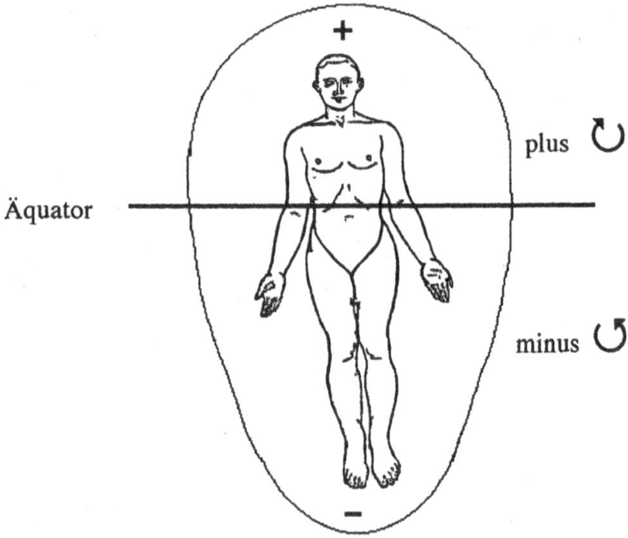

Energiefeld des Menschen

Was sagen die Messergebnisse aus?

Unrunde Schwingungen

Dort, wo sich unrunde Bewegungen des Tensorringes zeigen, liegt eine Funktionsstörung im Körper vor. Beispielsweise bedeutet eine unrunde Bewegung an einem oder beiden Beinen vorn, dass die Lymph- oder Blutversorgung unvollkommen ist. Umgekehrt bedeutet eine unrunde Bewegung hinten, dass die nervliche Versorgung unvollkommen ist.

Durch dieses Abtasten der Aura kann so mancher verborgene Krankheitsherd gefunden werden: ein kranker Zahn, ein verschobener Wirbel oder eine partielle Störung der Versorgung mit Blut und Lymphe oder über die Nervenbahnen.

Mit der aufgesteckten Abtastelektrode (siehe Abbildung Seite 129) lassen sich die unvollkommenen Abstrahlungen am Körper zentimetergenau ermitteln.

T-Drehung	**Bedeutung**
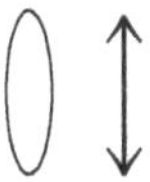	Bewegungen vom senkrechten Oval (Ellipse) bis hin zur Strichbewegung weisen auf einseitige Versorgung oder eine anteilige Unterfunktion hin. Dies kann im Ganzen gemessen werden, über dem Kopf, zwischen den Beinen oder partiell an jeder anderen Stelle der Aura.
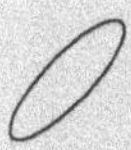	Eine diagonale Ellipse, nach rechts oder links geneigt, ist ein Hinweis auf Spannung, Krampf- oder Schmerzzustände.
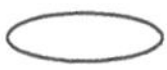	Eine horizontale Ellipse, egal wo gemessen, zeigt Blockaden in der Versorgung (mit Blut, Lymphe, über die Nerven) oder degenerative Prozesse an.
unrund hinten	weist auf eine nervliche Fehlversorgung hin (Hier ist zum Beispiel auf eine Verspannung oder Wirbelverschiebung zu achten.)
unrund vorn	organische Störung, Fehlversorgung mit Blut und Lymphe
vorn und hinten auf gleicher Höhe unrund	Hinweis auf eine Krankheit mit mehreren Verursachern

Auffinden der gestörten Region

Die gestörte Region ist über das Abtasten der vier Aura-Quadranten (vorn/hinten, rechts/links) zu finden. Zum Auffinden der gestörten Region geht man immer von den Polen aus (vom Kopf oder von den Füßen) bis zum Äquator. Plus- und Minusfelder werden immer extra gemessen.

Die Farbabstrahlung der Aura richtig deuten

Wenn Sie Ihre Messungen in der Aura abgeschlossen haben, könnten Sie mit dem energetischen Behandeln beginnen. In einigen Fällen wird das gelingen. Die Aura ist aber auch das Abstrahlungsfeld anderer Vitalenergien (Meridiane, Chakren). Wenn Sie diese miteinbeziehen, kann sich herausstellen, dass das Hauptproblem gar nicht in der Aura liegt.

Farbanomalien in der Aura können aus einem anderen Feld kommen oder im elektrostatischen Feld der Aura Farbverschiebungen auslösen. Wenn beispielsweise die Farbe Grün in der Aura fehlt, kann es möglich sein, dass die Meridiane, die Grünfrequenzen in sich tragen, schwach sind (Kreislauf, Allergie, Herz, Gelenkdegeneration, Milz (rechter Zeh) und Pankreas (linker Zeh)). Sollten einer oder zwei Meridiane davon betroffen sein, ist es ratsam, diese als Erstes zu behandeln und die Aura dann erneut zu überprüfen. Oft zeigt sich der Ausgleich sofort nach der Meridianbehandlung (Meridiane siehe ab Seite 120). Außerdem haben Sie eine gute Möglichkeit, die seelischen Hintergründe aufzudecken. Wären in diesem Fall der Milz-, der Pankreas- und der Allergie-Meridian gestört, so wäre dies ein Hinweis auf die Unverträglichkeit von Nahrungsmitteln, die als Vorstufe einer Allergie angesehen werden können.

Betrachten wir eine andere Farbe: Es fehlt Gelb in der Aura. Wir schauen uns die Meridiane an, die gelbe Frequenzen in sich tragen: Dickdarm, Dünndarm, Fettdegeneration, Gallenblase, Magen, Leber – alles Organe, die vom dritten Chakra gesteuert werden. Es kann sich zeigen, dass das dritte Chakra schwach ist, die Meridiane der Bauchorgane nicht richtig versorgt werden und wir deshalb zu wenig Gelb in der Aura finden. Hier kann sich als erster Schritt eine Chakrenbehandlung als wirksam erweisen, dann eine Behandlung der Meridiane und zum Schluss, wenn noch nötig, der Aura.

Der Äquator

Was ist der Äquator?

Als Äquator bezeichne ich den Übergang des Energiehaushaltes vom Plus- zum Minuspol. Im normalen Zustand liegt er auf der Höhe der Ellbogen, gemessen im Stehen und mit hängenden Armen. Die linksdrehende Energie (der Unterkörper) repräsentiert unter anderem die *Basen*, die rechtsdrehende Energie (im Oberkörper) unter anderem die *Säuren*.

Der Äquator wird durch leichte Verschiebungen (weniger als fünf Zentimeter) zur Säure-/Basensteuerung benutzt und sorgt bis zu einem bestimmten Grad für energetischen Ausgleich. Bei zu einseitiger Ernährung reicht dieser Vorgang allerdings nicht mehr aus, und es kommt zur Entstehung von Krankheiten.

Im Bereich des Äquators liegen alle großen Bauchorgane: die Leber, der Magen, die Bauchspeicheldrüse, die Milz, der quer liegende Dickdarm und die Nieren. Alle Stoffwechselprozesse, alle chemischen Reaktionen geschehen durch Lösen und Binden, durch Säuren und Basen, durch plus- und minuspolige Energie.

Äquatorverschiebung

Der Äquator kann vorn oder hinten, rechts oder links oder im Ganzen nach oben oder unten verschoben sein. Starke Verschiebungen (mehr als eine Handbreit) im Äquatorbereich oder auch dauerhaft geringfügige Abweichungen weisen auf eine krankhafte Säure-Basen-Steuerung hin und führen zu fehlgesteuerten Stoffwechselprozessen.

Eine dauerhaft abnorme Verschiebung ist aber nicht immer nur auf falsche Ernährung zurückzuführen. Wenn der Äquator ständig verschoben ist und sich bereits körperliche Symptome in der Verdauung oder im Stoffwechsel zeigen, finden wir die Erklärung dafür meist in den Meridianen, die den Organen im Oberbauch zugeordnet sind. Eine dauerhafte Verschiebung geht fast immer auf ein psychosomatisches Geschehen zurück, zum Beispiel auf »sauer sein«, Ärger und Stress. Darauf reagieren einige Bauchorgane mit energetischen Fehlsteuerungen über die Meridiane. Diese Bauchorgane verändern dann die Lage des Äquators mit der Folge, dass das Gleichgewicht der Säuren und Basen entgleist.

Zusammenfassung der Besonderheiten

Wenn der Äquator ständig eine Verschiebung vorn/hinten, rechts/links von mehr als fünf Zentimetern aufweist (ca. drei Fingerbreit), wird unser Organismus von falschen chemischen Prozessen gesteuert.

Der Äquator kann im Ganzen zu hoch oder zu tief liegen oder diagonal verschoben sein: rechts zu hoch, links zu tief oder umgekehrt. Auch vorn und rechts zu tief und andere Kombinationen sind möglich.

Beispiele für Äquatorverschiebungen und ihre Auswirkungen

Lage des Äquators	**Bedeutung für die Gesundheit**
im Rücken zu hoch	Auf Dauer arbeiten die Nieren im Minus-Basenbereich. Die Säure kann nicht genügend ausgeschieden werden. Es kommt zu Migräne, Gicht, Hautunreinheiten und anderen säurebedingten Krankheiten.
im Rücken tiefer als vorn	Der Körper mit seinen Flüssigkeiten ist zu sauer, der Äquator sinkt hinten tiefer. So können die Nieren die Säuren leichter ausscheiden. Bleibt dieser Zustand über längere Zeit erhalten, werden die Nieren krank.
vorn zu hoch	Verdauungsschwäche aufgrund fehlender Säuren
vorn zu tief	bringt zu viel Magensäure, die Folge ist Sodbrennen

Lage des Äquators	Bedeutung für die Gesundheit
rundum zu tief	Bleibt der Äquator ständig zu tief, arbeiten alle Bauchorgane stärker im Säurebereich. Stoffwechselstörungen sind die Folge. Wenn beispielsweise mehr Magensäure benötigt wird, sinkt der Äquator um einige Zentimeter nach unten. Der Magen ist jetzt stärker im Plusfeld (Säure) und kann mehr Magensäure produzieren.
rechte Körperseite zu hoch	Es kommt zu Leberschwäche, denn die Leber ist nur im Basenbereich.
rechte Körperseite zu tief	Eine Leberentzündung kann entstehen, weil die Leber nur im Säurebereich ist.
diagonale Verschiebung	Eine diagonale Verschiebung, vorn zu tief, hinten zu hoch, führt zu hoher Säureproduktion bei zu geringer Ausscheidung. Diese Verschiebung weist auf starke, säurebedingte Krankheiten hin.

Aura und Äquator gemeinsam betrachtet

All diese Messergebnisse, Aurafarben, Auraschwingungen und die Lage des Äquators sollen gemeinsam betrachtet werden. Die Summe der Anzeigen ergibt ein gutes Bild des psychosomatischen Geschehens. Ein Beispiel:

- Viel Rot fördert diagonale Schwingungen und Übersäuerung.
- Viel Gelb lässt eher Einseitigkeit zu als andere Farben.
- Viel Blau und/oder Violett wurde öfter bei Blockaden beobachtet.
- Braun, Grau, Schwarz, auch als Mischfarben, bringen keine runde, gesunde Schwingung zustande.

1. Sowohl Farben als auch Schwingungen im Biofeld lassen eine gute Beurteilung von Erkrankungen und deren Entstehung zu.
2. Das Energiefeld der Aura gibt Aufschluss über alle energetischen Prozesse in uns und über deren Wechselwirkung mit äußeren Einflüssen.
3. Biotensor-Messungen in der Aura geben Aufschluss über Strahlenbelastung, suggestiven und mentalen Einfluss sowie über die Wechselwirkung der äußeren Einflüsse (siehe dazu das Kapitel »Meridiane«).
4. Alles, was in der Aura gefunden wird, sollte, wie bereits erwähnt, mit den Meridianen und Chakren zusammen gesehen werden.

Nähere Informationen über die Chakren finden Sie in meinem Buch *Die Schule der Geistheilung*, »Teil 2: Das System der Chakren«. Wissenswertes über die Meridiane ist auf den folgenden Seiten zusammengetragen.

Die Meridiane

Übersicht der Meridiane

Was ist das Meridiansystem?

Das Meridiansystem ist die *Grundlage der Akupunktur*. Daher werden die einzelnen Meridiane oft auch als Akupunkturbahnen bezeichnet. Nach der traditionellen Auffassung, die in China bereits vor 3000 Jahren genau beschrieben wurde, sind wir wie alle Phänomene im Universum von vitaler Energie oder Lebenskraft umgeben. Diese Energie nehmen wir mit der Luft und der Nahrung auf, und sie durchfließt unseren Körper in Kanälen, die als Meridiane oder Energieleitbahnen bezeichnet werden. Dieses alte chinesische Wissen hat seine Gültigkeit bis heute nicht verloren. Im Gegenteil: Neu entwickelte Feinmessverfahren unterstützen und verbessern diese Lehre noch. Wir als Heiler werden uns diesem System von einer anderen Seite nähern, denn in vielen Fällen spielt das Meridiansystem bei Erkrankung und Heilung eine Schlüssel- beziehungsweise Vermittlerrolle. Doch zunächst wollen wir uns mit einigen Grundelementen dieses in uns wirkenden Energiefelds vertraut machen.

1. Das Meridiansystem ist *bipolar*, das heißt, jeder Meridian ist doppelt. Die einzige Ausnahme bildet der Milz-Pankreas-Meridian (siehe Abbildung Seite 131). Energie fließt hinein und heraus, aufnehmend und abgebend, plus und minus.
2. Das Meridiansystem ist *biomagnetisch*. Es braucht also keinen materiellen Leiter wie das Nervensystem mit den Nervenfasern. Auch ohne materielle Grundlage sind alle Bahnen im Körper fest strukturiert.
3. Die Energiedichte beziehungsweise Fließdynamik der Meridiane hängt stark vom Psychischen sowie von den

Emotionen ab. Während das Nervensystem stärker mit dem Denken verbunden ist, hat das Meridiansystem eine Beziehung zu den Gefühlen.

4. Das Meridiansystem ist ein offenes System. Im Gegensatz zum Nervensystem, das im Innern des Körpers entsteht und wirkt, treten über die Meridiane an Händen und Füßen Energien in unseren Organismus ein und fließen am Gegenpol wieder hinaus. Auf diese Weise findet eine beträchtliche Menge an außersinnlichen Eindrücken beziehungsweise Informationen ihren Weg in unser Bewusstsein.

5. Das Meridiansystem steht in ständigem Informationsaustausch mit dem Nervensystem. So wie in unserem Zeitalter Elektrizität und Magnetismus in ihrer Wechselwirkung den technischen und wirtschaftlichen Wohlstand bestimmen (Elektrodynamik), so bestimmt die Wechselwirkung zwischen Bioelektrizität und Biomagnetismus (Psychosomatik) unser Wohlbefinden.

6. Das *steuernde Zentrum* ist das Hals-Chakra. Wenn dieses Chakra gestört ist, taumelt das ganze Meridiansystem. Eine erfolgreiche Meridian-Behandlung hängt stark vom Zustand des fünften oder Hals-Chakra ab.

7. Alle energetischen Lebensstrukturen – Körper, Seele und Geist – sind über eine Lebensachse miteinander verbunden und bedingen sich gegenseitig. Sie stehen in ständigem Austausch miteinander:

- das Nervensystem (Körper) über das Rückenmark,
- das Meridiansystem (Seele) über zwei Bahnen vor und hinter der Wirbelsäule, die nicht wie alle anderen Meridiane an Händen und Füßen enden, und

- das Chakrensystem (Geist) über die Kundalini.
- Die Steuerung der Energie und des Informationsaustausches aller drei Systeme kommt vom Scheitel-Chakra (7. Chakra) zum Wurzel-Chakra (1. Chakra) und wieder aufschwingend über Ida und Pingala zum Scheitel-Chakra zurückfließend (siehe dazu auch *Die Schule der Geistheilung*, nähere Angaben im Literaturverzeichnis, Seite 187).

8. Das Meridiansystem wirkt als Puffer für alle drei Energiesysteme. Durch verstärktes Aufnehmen oder Abgeben stützt es die Nerven und die Chakren.

Beurteilen der Meridian-Energien mit dem Tensor

Hier gilt, was auch schon bei der Auramessung (siehe Seite 109) gesagt wurde: Rund ist gesund, unrund ist ungesund. Zu beachten ist, dass ein Meridianpaar im ausgeglichenen (gesunden) Zustand auf einer Hand beziehungsweise einem Fuß links und auf der anderen Seite rechts dreht.

Wir haben also zwanzig Meridianpaare beziehungsweise je zwanzig links- und rechtsdrehende Energiebahnen. Das wird »das große Yin/Yang« genannt.

Im gesunden Zustand wechselt die Drehrichtung von Meridian zu Meridian. Es spielt keine Rolle, ob wir mit dem Messen am Daumen oder am großen Zeh beginnen und dann die weiteren Drehrichtungen betrachten. Wenn der erste Meridian eine Linksdrehung zeigt, sollte der nächste eine Rechtsdrehung aufweisen, gefolgt von einer Linksdrehung am übernächsten Meridian und so weiter. Diese Wechselwirkung ist die Grundlage einer stabilen, gesunden Energie. Wir haben die Drehrichtung hier so angegeben, wie sie *vom Prüfer aus* wahrgenommen wird.

Bedeutung der Drehung: Die Rechtsdrehung bedeutet, dass Energie abgeben wird und hinausfließt. Die Linksdrehung bedeutet, dass Energie aufgenommen wird und hineinfließt.

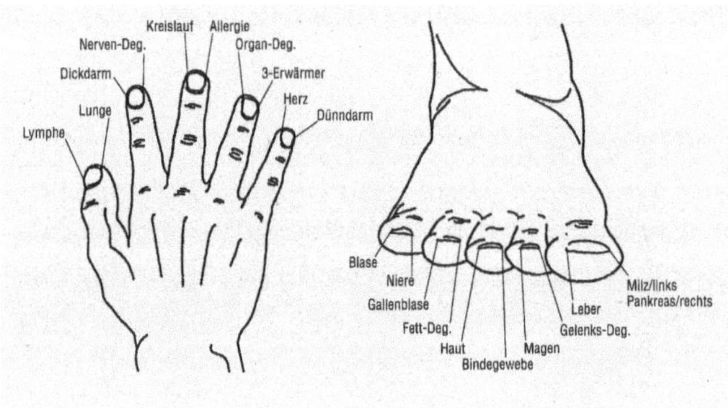

Die Messungen mit dem Tensor am Meridiansystem geben uns einen tiefen Einblick in das biomagnetische Gefüge und somit auch Auskunft über

- physische Fehlfunktionen,
- psychische Probleme,
- psychosomatische Erkrankungen,
- seelische Störungen sowie
- Disposition für ablagerungsbedingte Krankheiten.

1. Abweichung von der runden Drehung

Wenn wir die Meridiane mit dem Tensor und der Abtastelektrode (siehe Foto Seite 129) messen, sollte jeder Meridian (egal ob rechts- oder linksdrehend) rund schwingen. Jede Abweichung vom Runden weist auf eine *physische* Fehlfunktion des Organs oder eine Störung der Funktion hin, die der Meridian repäsentiert. Hier gilt auch, was schon bei der Auramessung (Seite 109) gesagt wurde (unrund = ungesund).

2. Disharmonie im »kleinen Yin/Yang«

Ist das Wechselspiel der Tensordrehung von Meridian zu Meridian (Rechts-/Linksdrehung) gestört, so liegt eine *psychische* Störung vor. Hier ein Beispiel für eine solche Störung: Drei hintereinanderliegende Hand-Meridiane drehen in der gleichen Richtung. Auf der anderen zeigt sich das gleiche Bild in umgekehrter Drehrichtung. Damit stimmt zwar das Gesamtbild von zwanzig rechts- und zwanzig linksdrehenden Meridianen, aber die Abfolge ist gestört. Das »kleine Yin/Yang« (wie ich es nenne) ist in Disharmonie. Die Psyche als Vermittler zwischen Körper und Seele ist labil.

3. Unrunde Schwingung und gestörtes Wechselspiel = psychosomatische Fehlfunktion

Wenn bei Meridianen der Wechsel von Links-/Rechtsdrehung gestört ist *und* sie gleichzeitig unrund schwingen, liegt eine psychosomatische Erkrankung vor. Psychosomatische Erkrankungen beginnen im »kleinen Ying/Yang«.

4. Vorübergehende oder chronische Erkrankung

Liegt eine unrunde Schwingung auf einer Meridianseite vor, schwingt also zum Beispiel der Lungen-Meridian nur am rechten oder linken Daumen unrund, so liegt eine vorübergehende Fehlfunktion vor.

Schwingt ein Meridian auf beiden Seiten unrund, so ist die Fehlfunktion chronisch. Dies gilt sowohl für physische als auch für psychosomatische Probleme.

5. Disharmonie im »großen Yin/Yang« = seelisches Leid

Wenn die Wechselfolge der Drehrichtung an ein, zwei oder drei Meridianen einer Hand (eines Fußes) gestört ist, die Meridiane der anderen Hand (des anderen Fußes) die Drehrichtung aber weiterhin normal wechseln (es also keinen Ausgleich im Verhältnis von Rechts-/Linksdrehung gibt), haben wir es mit einer seelischen Problematik zu tun. In diesem Fall ist das große Yin/Yang in Disharmonie. Das Verhältnis der Fließrichtungen ist nicht mehr in Ordnung, und es kommt zu einer energetischen Auf- oder Entladung mit kaum oder gar nicht zu beherrschenden Verhaltensmustern.

Mehr Rechts- als Linksdrehungen

- Drehverhältnis **21** (rechts): **19** (links)

Ist ein Meridian mehr in der Rechtsdrehung, entsteht das Drehverhältnis 21 : 19. Es wird mehr Energie abgegeben als aufgenommen. Diese energetische Entladung führt zu Traurigkeit oder Lustlosigkeit – oft ohne äußeren Grund.

- Drehverhältnis **22** (rechts): **18** (links)

Bei noch stärkerer Verschiebung (22 : 18) steigert sich das Empfinden und Verhalten in Ausweglosigkeit, Weinerlichkeit, Hilflosigkeit und so weiter. Hier ist bereits therapeutische Hilfe angezeigt.

- Drehverhältnis **23** (rechts) : **17** (links)

Geht die Verschiebung noch weiter (23 : 17), ist das Leben nicht mehr zu ertragen und der einzige Ausweg scheint ein Suizid zu sein. Therapeutische Hilfe ist hier unbedingt nötig.

Mehr Links- als Rechtsdrehungen

Sind mehr Links- als Rechtsdrehungen vorhanden, kommt es zu einer Überladung. Es wird mehr Energie aufgenommen als abgegeben.

- Drehverhältnis **21** (links) : **19** (rechts)

Dieser Energiestau führt zur inneren Unruhe, Ärgerlichkeit oder Aggression – je nach Veranlagung.

- Drehverhältnis **22** (links) : **18** (rechts)

Der Leidende versucht sich durch Wut und Aggression im wahrsten Sinn des Wortes »Luft« zu verschaffen. Es kann zu erheblichen Erschütterungen bei ihm selbst oder in seinem Umfeld kommen.

- Drehverhältnis **23** (links) : **17** (rechts)

Der Mensch läuft Amok, sofern er keine therapeutische Hilfe bekommt.

Ursache für Meridianstörungen

All diese Gleichgewichtsstörungen der Meridiane können spontan auftreten und wieder vergehen, flackernd oder anhaltend sein. Nur in wenigen Fällen sind äußere Anlässe erkennbar, die zu diesen energetischen Problemen geführt haben.

Oft ist es das Hals-Chakra, das mit seiner Instabilität die Meridiane nicht richtig steuert. Normalerweise ist das Auf und Ab in der Energiedichte nötig, um beispielsweise Stress abzubauen oder die Leistung zu steigern. Auch Umweltenergien, die Resonanzen mit den Meridianenergien eingehen und Auf- oder Abladeprozesse herbeiführen, können Turbulenzen verursachen. So zum Beispiel Elektrosmog, Sendeanlagen und/oder Erdstrahlen oder auch von allem etwas. Ein weiterer Grund kann im lebensnotwendigen Schaltplan der Meridiane selbst liegen.

6. *Wechseln der Meridian-Drehrichtung*

Alle zwanzig Meridianpaare werden zweimal am Tag umgeschaltet. Was rechtsdrehend war, wird linksdrehend und umgekehrt. Dieses Umschalten findet bei Sonnenaufgang und bei Sonnenuntergang statt. Bei einigen Menschen steuert der Mond diesen Schaltplan. Dieses Umpolen der Meridiane ist biologisch nötig, weil die Meridianenergien nach dem galvanischen Gesetz Metall-Ionensalze mit transportieren, die am Ende an den Finger- und Zehenenden nicht hinausfließen können und sich ablagern würden. Durch das Umdrehen der Fließrichtung wird ein Ablagern dieser Salze an Händen und Füßen vermieden. Bei einigen rheumatischen Erkrankungen kommt es zu Ablagerungen, weil die Plus-Poligkeit durch »sauer sein« verstärkt wird. Dadurch bleibt öfter mal ein Meridian in der Rechtsdrehung »hängen«.

Messungen mit dem Tensor unmittelbar vor oder nach Sonnenaufgang beziehungsweise Sonnenuntergang lassen erkennen, ob ein Meridian »hängen bleibt«, also nicht umgepolt wird. Das könnte ein Hinweis auf Ablagerungen sein.

7. Informationsaustausch zwischen den Meridianen

Im harmonischen Zustand tauschen alle Meridiane Informationen miteinander aus. Dieser Informationsaustausch kann mit dem Tensor und zwei Abtastelektroden gemessen werden.

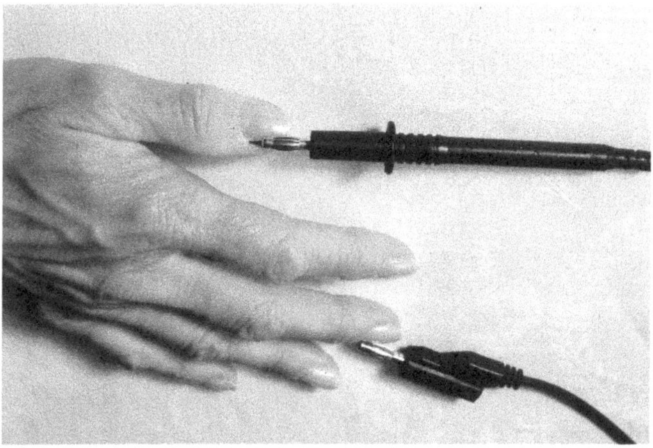

Auf diesem Bild wird der Allergie-Meridian mit dem Lungen-Meridian verglichen. Wenn diese beiden Meridiane Informationen austauschen, schwingt der Tensor horizontal (⟵⟶) = Zustimmung. Alle Abweichungen von einer horizontalen Schwingung weisen auf Fehlfunktionen und

Erkrankungen hin. In diesem Fall: Allergie im Lungenbereich, eventuell allergisches Asthma, allergische Reizung der Bronchien und Ähnliches.

Zusätzliche Angaben zum Informationsaustausch zwischen zwei Meridianen:

Schwingung	Aussage
●	Stillstand, keine Schwingung = kein Informationsaustausch, Degeneration
↕	senkrechte Schwingung = Ablehnung
↻	Rechtsrotation = Aggression, Ärger, gegeneinander kämpfen
↺	Linksrotation = sich gegenseitig schwächen, vergiften.

Bitte beachten Sie:
Vergleichsmessungen (wie oben angeführt) führen zu Ergebnissen, die genau umgekehrt sind wie die Ergebnisse der Einzelmessungen von Aura, Meridianen und Chakren. Immer wenn *zwei* Energiefelder, *zwei* Energiesysteme im Austausch mit dem Tensor gemessen werden, ergibt die Antwort auf die Frage »Was ist gut (gesund) und was schlecht (ungesund)?« das genaue Gegenteil der Einzelmessung.

Die gemessenen Fehlfunktionen können mit energetischen »Behandlungen« ausgeglichen werden. Siehe dazu »Meridian- und Organbehandlung« Seite 92.

Beschreibung der einzelnen Meridiane

Anordnung der Meridiane an Händen und Füßen

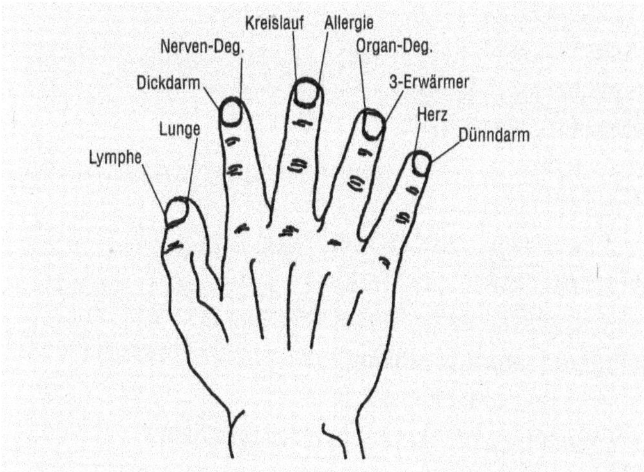

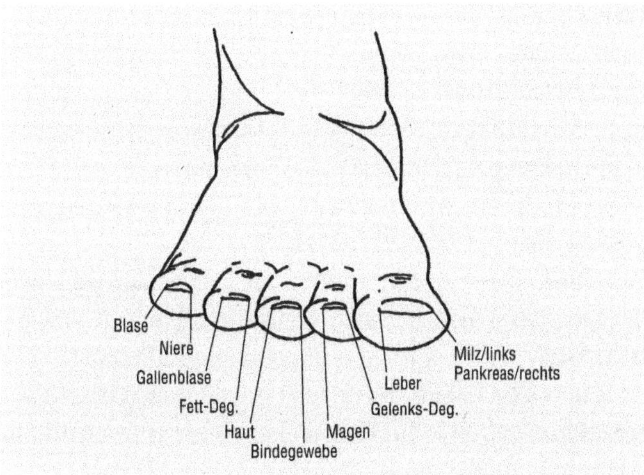

Lymph-Meridian

HEILFARBE
Blau
MESSUNGEN
Überprüfen, ob Lungen- und Lymph-Meridian miteinander korrespondieren.
Kreislauf überprüfen.
Messen, was im Körper zu viel (Yang) ist und was zu wenig (Yin).
BETEILIGTE MERIDIANE/ORGANE
Lungen- und Lymph-Meridian hängen eng zusammen.
Milz- und Dickdarm-Meridian gehen in Wechselwirkung mit dem Lymph-Meridian.
ANTLITZDIAGNOSE
Ständig weiße Flecken auf den Fingernägeln
ALLGEMEINES
Wenn der Lymph-Meridian stabil ist, können wir tänzerisch durchs Leben gehen.
Die Lymphflüssigkeit kann dick und zähflüssig werden (z. B. durch Dehydrierung). Damit die Körperflüssigkeiten in die Zellen gebracht werden können, muss der pH-Wert stimmen. Dieser wird vom zweiten Chakra gesteuert.
URSACHEN FÜR EINE STÖRUNG
Lymphprobleme sind eine Warnung, die besagt, dass sich das Denken wieder auf die wesentlichen Dinge im Leben konzentrieren muss – Liebe, Freude und Freiheit!
Aussage einer Lymphstörung: Ich fühle mich unfrei!
Möglicherweise ist die Körperchemie nicht in Ordnung (Vitamine, Mineralstoffe überprüfen).

Der Lymphstrom hängt eng mit der Lungenenergie zusammen. Es kann zu Wasseransammlungen in der Lunge kommen.

KRANKHEITSBILDER

Laufende Nase, vermehrter Speichelfluss
Lymphstauungen, Zysten
Dicke Beine, geschwollene Knöchel, geschwollene Augen
Wasser in der Lunge (Die Freude am Leben fehlt).

SUGGESTIONEN – FREIHEIT

Die folgenden Suggestionen müssen nicht laut ausgesprochen werden. Sie zu denken genügt.

1. Blau dehnt sich aus, alles fließt und wird locker.
2. Von heute an kann ich mich frei entscheiden.
3. Leicht und frei werde ich durchs Leben gehen.
4. Mein Bewusstsein geht von heute an in die Freiheit.
5. Ich bin jetzt fest verankert in Liebe und Freude. Ich bin frei.
6. Ich gebe mich dem Strom des Lebens hin.
7. Friede beherrscht mein Gemüt.

HEILVERFAHREN

Alle energetischen Fehlfunktionen ausgleichen.
Wenn ein bestimmtes Organ im Lymphsystem gestört ist, wird es in die Behandlung einbezogen.
Wenn Lungen- und Kreislauf-Meridian geschädigt sind, werden beide gemeinsam über Kreuz behandelt. Zum Beispiel legt man bei Zysten die Plus-Hand auf die Zyste und die Minus-Hand auf den Lymph-Meridian.
Bei Lymphstau zeichnet man das unten abgebildete Fließzeichen auf den gestörten Meridian.

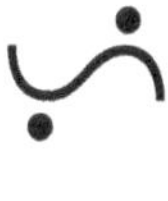

Lungen-Meridian

HEILFARBE
Türkis

MESSUNGEN
Den Lymph-Meridian und die Wirbelsäule bei Th1 und Th3 überprüfen.

BETEILIGTE MERIDIANE/ORGANE
Kreislauf-Meridian
Lymph-Meridian
Allergie-Meridian
Dickdarm-Meridian
Hals-Chakra

ANTLITZDIAGNOSE
Mundgeruch
Auffällige Wangenrötung, extreme Blässe
Nasenbluten
Beide Schultern sind nach vorn gezogen.

ALLGEMEINES
Die Lunge steht für die Fähigkeit, Leben in sich aufzunehmen. Wir sind mit unseren Mitmenschen über die Ausatmung verbunden (mit Partnern, Kollegen, unserer Familie, kurz: dem Du).
Die Lunge steht mit der Sprache in Verbindung (Austausch, Kommunikation).
Die Lunge liefert die Wärme und den Sauerstoff für den Körper.

URSACHEN FÜR EINE STÖRUNG
Bronchien: eigene Entwicklung, Überforderung, Entfaltung, Kontakt

Chronischer Kummer: »Das schnürt mir die Luft ab. Ich habe die Nase voll.«
Ärger mit anderen: »Dem werde ich etwas husten. Der nimmt mir die Luft weg.«
Mangelnde Kommunikation

KRANKHEITSBILDER

Erkältung: Wenn sowohl der Lungen- als auch der Kreislauf-Meridian schwach ist, kann es zu einer Erkältung kommen. Das kann bei dieser Konstellation schon drei Tage vor Ausbruch festgestellt werden. Kommt noch ein zusätzlicher, äußerer Einfluss dazu, wird der Mensch krank.
Heiserkeit am frühen Morgen
Schwitzen gegen 4.00 und 5.00 Uhr morgens
Ein lungenkranker Mensch schwemmt auf, weil der Lymph-Meridian in Mitleidenschaft gezogen ist.
Lungenverschleimung

SUGGESTIONEN – FREIHEIT

1. Von heute an kann ich frei mit anderen reden.
2. Liebevoll umarme ich meine Erfahrungen.
3. Ich bin willens, mich zu wandeln.
4. Von heute an lerne ich mit Freude alles anzunehmen.
5. In vollkommenem Gleichmaß nehme ich Leben in mich auf.
6. Ich spreche und handle in Harmonie und Zufriedenheit.

HEILVERFAHREN

Alle energetischen Fehlfunktionen ausgleichen. Viel mit Suggestionen arbeiten.

Lungenverschleimung: Lunge/Lymphe testen. Eventuell Wassertrinken für die Lymphe verordnen (125 ml Wasser stündlich).
Lungenversorgung kontrollieren (Kommunikation der Lunge mit Kreislauf und Nerven).

Dickdarm-Meridian

HEILFARBEN
Gelöschtes Gold, gebrochenes Gold mit Grauschimmer
MESSUNGEN
Solarplexus und drittes Chakra überprüfen, bei Verstopfung auch das zweite Chakra.
Wirbelsäule: L1 nachmessen.
BETEILIGTE MERIDIANE/ORGANE
Nerven-Meridian
Lymph-Meridian
ANTLITZDIAGNOSE
Hohler Blick
Säckchen oberhalb des Jochbeins
Zunge trocken, was auf mangelhafte Durchblutung im Darmbereich schließen lässt
Bräunliche Färbung rund um Ohren, Mund und Zunge
Auf die Zunge achten! Sie sagt viel aus.
ALLGEMEINES
Dickdarm und Dünndarm hängen eng zusammen.
Dickdarmprobleme weisen darauf hin, dass man an alten Dingen hängt, an Erlebnissen aus der Vergangenheit. Man hat das Alte in sich und läuft Gefahr, sich selbst zu vergiften.

URSACHEN FÜR EINE STÖRUNG

Unbewusstes Festhalten, Geiz, Angst, schlechte Verarbeitung von Eindrücken, mangelhafte Vergangenheitsbewältigung, keine Bereitschaft loszulassen.

Abgelagerte Reste alter, wirrer Gedanken verstopfen den Ausscheidungsweg.

Schwelgen im klebrigen Schlamm der Vergangenheit – Suggestion Nr. 5 verwenden.

Furcht, Schrecken, Ängstlichkeit auf der Bauchebene, festhaltend – Suggestion Nr. 6 verwenden.

Angst, etwas zu verlieren (Arbeitsplatz, Partner usw.). Weigerung, von alten Vorstellungen abzulassen. Stecken bleiben in der Vergangenheit, manchmal auch Geiz, wirre Gedanken – Suggestion Nr. 7 verwenden.

KRANKHEITSBILDER

Verstopfung

Durchfall (ist aber meist ein Dünndarmproblem)

SUGGESTIONEN – LOSLASSEN, SELBSTVERTRAUEN

1. Leicht und frei lasse ich alles los, was nicht zu mir gehört.
2. Ich liebe mich und nehme mich an.
3. Ich bin es wert, geliebt zu werden.
4. Mit Leichtigkeit kann ich alles aufnehmen und abgeben.
5. Ich löse die Vergangenheit auf, und sie löst sich von mir.
6. Ich kann neue Erfahrungen leicht und freudig annehmen und verdauen.
7. Indem ich die Vergangenheit loslasse, kann Neues, Frisches und Vitales eintreten.

8. Ich erlaube dem Leben, durch mich zu fließen.
9. Ich denke klar und lebe friedlich und freudig im Jetzt.

HEILVERFAHREN

Alle energetischen Fehlfunktionen ausgleichen.
Die Ernährung umstellen.
Unverträglichkeiten austesten.

Nerven-Meridian

HEILFARBEN

Violett und Silber bei Schmerzen

MESSUNGEN

Wenn im *Dickdarm- und im Nerven-Meridian* schwache Energie gemessen wird, liegt die Wahrscheinlichkeit nahe, dass Angstsymptome vorhanden sind.
Wenn der Nerven-Meridian *auf beiden Seiten* angeschlagen ist, versteht der Mensch das Leben im wahrsten Sinn des Wortes nicht mehr: »Mir geht es sowieso immer schlecht. Ich habe kein Glück.«

BETEILIGTE MERIDIANE/ORGANE

Dickdarm-Meridian
Nerven-/Gelenk-/Organdegenerations-Meridiane prüfen.
Das dritte, vierte und sechste Chakra nachmessen.
Allergie- und Kreislauf-Meridian können den Nerven-Meridian beeinflussen.
Zähne überprüfen.
Wenn der Gelenk-Meridian ebenfalls gestört ist, die Wirbelsäule überprüfen.

ANTLITZDIAGNOSE

Schwellung am Unterlid, Augenhöfe eingesunken, bräunlich schwarz

Geschwollener Hals, Zittern der Zunge

ALLGEMEINES

Die Nerven stehen für Kommunikation. Sie sind empfängliche Berichterstatter.

Der Nerven-Meridian steht in Verbindung mit dem Stirn-Chakra, und dieses ist in ständiger Kommunikation mit dem Meridiansystem.

Wenn das Nervensystem zerrüttet ist, ist die Seele nicht in der Lage, Informationen aufzunehmen und zu verarbeiten. Die Vollkommenheit des Geistes kann nicht aufgenommen werden.

Die Seele ist nicht in der Lage, den Körper zu stabilisieren.

Wenn der Meridian nur auf einer Seite angeschlagen ist, handelt es sich nur um eine vorübergehende Störung.

URSACHEN FÜR EINE STÖRUNG

Auseinandersetzungen

Aussagen wie: »Das nervt mich. Das macht mich verrückt. Das macht mich wahnsinnig. Das halte ich im Kopf nicht aus.«

Angst, Furchtsamkeit, Hetze

Aussagen wie: »Sich vor Angst in die Hosen machen« und »Schiss haben« machen deutlich, dass hier die Nerven und der Dickdarm gestört sind.

Kein Vertrauen in das Leben.

Egozentrik, Versperren der Kommunikationswege: »Mit dem rede ich nicht mehr.« – Suggestion Nr. 8 verwenden.

Das dritte und das sechste Chakra stehen in direktem Ausgleich. Das Sonnengeflecht (drittes Chakra) kann fehlgesteuert sein, ohne dass der Nerven-Meridian geschädigt ist. Wenn die beiden Chakren (das dritte und das sechste) nicht zusammenarbeiten wollen (können), kann der Nerven-Meridian beeinträchtigt werden.

KRANKHEITSBILDER

Nervenzusammenbruch
Nervosität
Verkrampfung
Weiße Finger – Kältegefühl
Gürtelrose
Narben-Störfelder

SUGGESTIONEN – GELASSENHEIT, RUHE UND FRIEDFERTIGKEIT

Bei den folgenden Suggestionen ist es wichtig, weiche Worte zu finden, die keine Aufregung verursachen, und sich genügend Zeit zu lassen.

1. Ich gehe ruhig und gelassen an alle Entscheidungen heran.
2. Ich finde die Friedfertigkeit in mir.
3. Ich bin voller Konzentration.
4. Ich werde in Ruhe und Gelassenheit meine Konzentration nutzen und nichts regt mich auf.
5. Mein Denken ist in Frieden.
6. Ich bin ruhig und ausgeglichen.
7. Ich kommuniziere mit Leichtigkeit und Freude.
8. Ich öffne mein Herz und schaffe ausschließlich liebevolle Kommunikationsformen. Ich bin in Sicherheit. Es geht mir gut.

9. Ich bin auf einer endlosen Reise durch die Ewigkeit. Es steht reichlich Zeit zur Verfügung.
10. Ich kommuniziere mit meinem Herzen. Alles ist gut.

HEILVERFAHREN

Alle energetischen Fehlfunktionen ausgleichen.

Auf alles achten, was der Mensch während der Behandlung spricht.

Viel Zeit für die Behandlung einplanen.

In den Körper gehen und über die Organsprache die Ursache der Störung herausfinden.

Wenn Nerven-, Gelenk- und Organdegenerations-Meridian angeschlagen sind, muss zunächst der Nerven-Meridian mit Hilfe des Geistführers gestärkt werden.

Bei Gürtelrose das vierte Chakra und den Nerven-Meridian behandeln. Eine Schwäche des Immunsystems führt zu einer Erkrankung der Nervenzellen.

Kreislauf-Meridian

HEILFARBE

Grün

MESSUNGEN

Den Kreislauf mit anderen Meridianen ausmessen. Auf diese Weise können partielle Durchblutungsstörungen ausfindig gemacht werden (Unterversorgungen).

BETEILIGTE MERIDIANE/ORGANE

Der Kreislauf ist der Gegenspieler zum Dreifachen Erwärmer. Er steht in Verbindung mit der Herzfunktion (Herz-Chakra).

Kreislauf – Dreifacher Erwärmer – Lymphe

Der Allergie-Meridian und der Nerven-Meridian können den Kreislauf-Meridian beeinträchtigen.

ANTLITZDIAGNOSE

Die Augenhöfe sind eingesunken und schwarz/bräunlich gefärbt.

Blasse Ohren

ALLGEMEINES

Wenn der Kreislauf-Meridian in Ordnung ist, empfinden wir Freude.

Der Kreislauf-Meridian ist der Gegenpart zum Dreifachen Erwärmer und wie dieser zuständig für Funktionen im gesamten Organismus.

Kreislaufstörungen können leicht zu Allergien führen.

Der Kreislauf steht für die Fähigkeit, Emotionen positiv zu empfinden und auszudrücken.

KRANKHEITSBILDER

Myome bei schwachem Herz-Chakra

Durchblutungsprobleme

Probleme mit dem Blutdruck

SUGGESTIONEN – FREUDE, LIEBE

1. Vor Freude hüpft mein Kreislauf hoch. Ich fühle mich wohl.
2. In meinen Adern pulsiert grünes Licht.
3. Freude ist in mir. Ich freue mich.
4. Ich habe die Freiheit, Liebe und Freude in jeden Teil meiner Welt zu bringen. Ich liebe das Leben.

HEILVERFAHREN

Alle energetischen Fehlfunktionen ausgleichen.

Bei Kreislaufproblemen auf die Körperchemie (Spurenelemente, Vitamine) achten.

Blutdruckprobleme (schwankender Blutdruck) tritt meist bei Menschen mit schwankender Gemütsverfassung auf. Sie können aber auch mit dem Essen zusammenhängen (das falsche Essen, zur falschen Zeit).
Die Heilzeichen zum Heben oder Senken des Blutdrucks finden Sie im Anhang ab Seite 182.

Allergie-Meridian

Allgemeine Bemerkungen zu den verschiedenen Formen von Allergie
Es gibt zwei Arten von Allergien:

1. Die *seelische Allergie*

Die Seele kreiert Traumbilder, um sich auszudrücken. Wenn das nicht erkannt wird, reagiert die Seele, indem sie harmlose Produkte oder menschliche Verhaltensweisen als feindlich empfindet. Gemessen wird die seelische Allergie an der Thymusdrüse.
Pollenallergie weist auf Probleme mit der Sexualität hin.
Einer Katzenhaarallergie liegt meist ein Kuschelproblem zugrunde.
Heuschnupfen weist auf einen mentalen Stau hin, auf Angst, etwas nicht zu schaffen, auf die Überzeugung, verfolgt zu werden, und auf Schuldgefühle.

2. Die *stoffliche Allergie*
(zum Beispiel Lebensmittelallergie)
Allergien kann es auf jeden Stoff des Universums geben. Bei der stofflichen Allergie (zum Beispiel bei der Lebensmittelallergie) sind nur die Meridiane an den Händen geschädigt.

HEILFARBEN
Grün für laute Allergie (betroffen sind Haut und Atmung)
Grün mit etwas Blau für die leise Allergie (organische Funktionsstörungen)

MESSUNGEN
Bei seelischer Allergie die Thymusdrüse messen.
Wirbelsäule: Auf den Th9 achten.
Bei Lebensmittelallergie sind nur die Meridiane an den Händen betroffen (sie schwingen unrund).
Kleine, unrunde Schwingungen weisen auf Unverträglichkeiten, die Vorstufe zur Allergie, hin.
Aura-, Organ- und Chakrafarben kontrollieren.

Verursacher	Farbe	Störfaktor
Thymusdrüse	rot	Leidenschaft
Herz-Chakra	grün/rot	Harmonie mit Ehrgeiz
Allergie-Meridian	blau/orange	Der Mensch ist verbohrt und frisst alles in sich hinein.
	blau/rot	Der Mensch ärgert sich über alles und schluckt zu viel.
	rot/grün	lauter Allergiker

BETEILIGTE MERIDIANE/ORGANE

Allergie-, Nerven-, Kreislauf-, Haut- und diverse Organ-Meridiane

Allergie- und Nerven-Meridian können den Kreislauf-Meridian beeinträchtigen.

ALLGEMEINES

Allergien sind *Schreie nach Harmonie*. Das Bemühen um Ausgleich fruchtet nicht.

Der friedvolle Mensch kann nicht mit Reizworten stimuliert werden. Er steht in harmonischer Verbindung mit seiner Seele.

Etwa ein Drittel aller Allergien geht nach innen und löst organische Funktionsstörungen aus.

Allergien belasten das Immunsystem stark.

Eine Allergie kann sich von einem Menschen auf den anderen übertragen (wird aufgeschwungen), wenn zwischen den beiden Menschen eine starke Bindung besteht (beispielsweise zwischen Mutter und Kind).

URSACHEN FÜR EINE STÖRUNG

Allergien können *als Folge eigener Verhaltensmuster* entstehen, zum Beispiel aus der Neigung, unüberlegt zu handeln, sich immer gleich aufzuregen, nachtragend zu sein, sofort ein Feindbild aufzubauen und so weiter. Allergie hat etwas mit Verkrampfung zu tun.

Die aufgebauten Feindbilder betreffen die Organe oder die Haut. Es kann zu Übersäuerung und Rheuma kommen, wovon unter Umständen alle Organe betroffen sind.

Auch schlechte Suggestionen können Allergien auslösen, denn Gedanken sind mentale Kräfte und haben oft Besetzungen im eigenen Bewusstsein zur Folge. Das Unbewusste kann sehr nachtragend sein und es speichert Aussagen wie: »Das vergesse ich dir nie. Wenn ich daran denke, läuft mir ein kalter Schauer über den Rücken« und so weiter. Besetzungen können aber auch von außen kommen. Manchmal treten Allergien zusammen mit einem bestimmten Problem auf und verschwinden wieder, wenn dieses Problem gelöst ist.

Allergien sind Reizzustände, ungesunde Energiemuster. Der Organismus des Menschen reagiert falsch, und dies kann jederzeit in eine stoffliche Allergie übergehen.

Allergien entstehen oft aus harmlosem Anlass, aber sie können sich hochschaukeln. Auf diese Weise werden manche Menschen zu Multiallergikern.

Disharmonie und Liebesentzug führen zu Zwangshandlungen – oder zur Sucht, also dazu, dass man etwas unbedingt haben will.

KRANKHEITSBILDER

Geschwollene Hände und geschwollenes Gesicht

Die Hände stehen unter anderem für das Greifen und Festhalten, aber auch für das Begreifen. Beispiel: Ein Mann klebt wie eine Klette an seiner Frau. Er hat sich (und ihr) geschworen: Ich werde immer für dich da sein.

Auf der Haut sichtbare Allergien stehen für Kontaktprobleme. *Neurodermitis* weist auf ein Beziehungsproblem hin. Die Seele glaubt, zu kurz zu kommen, und reagiert trotzig. Dieses Beziehungsproblem hängt meist mit der Mutter zusammen und kann unter Umständen durch Umstellung der Ernährung geheilt werden, aber meist ist das schwierig.

Asthma ist Ausdruck einer Beziehungskrise (später kann noch eine Staub- und Pollenallergie hinzukommen). Hier sollte man fragen, ob in der Familie geschrien oder bei Problemen geschwiegen wurde.

Kopfschmerzen können ein Symptom für eine Allergie sein.

Eine *Herpesallergie* kann von Lebensmitteln ausgelöst werden. Daher sollten »verdächtige« Lebensmittel ausgetestet werden.

Wasserallergie ist die Furcht vor Wasser, die Menschen haben, die einmal fast ertrunken wären.

SUGGESTIONEN – FRIEDE UND FREUDE

1. Ich finde Frieden, weil ich alles annehmen kann.

(In diese Suggestion kann man auch die Person einbeziehen, auf die allergisch reagiert wird.)

2. Ich bin mit allen Dingen in Frieden.

Bei blauer Farbe: Mein Bewusstsein dehnt sich aus, und ich finde Frieden.

3. Die Welt ist ein sicherer und freundlicher Ort.
4. Ich bin in Frieden mit dem Leben.
5. Ich bin eins mit allem Leben. Ich bin zu jeder Zeit in Sicherheit.

HEILVERFAHREN

Alle energetischen Fehlfunktionen ausgleichen.

Die Heilung setzt meist spontan ein, und zwar innerhalb von einer bis zwei Stunden.

Nachdem die Allergie behandelt wurde, arbeiten die Organe, die davon betroffen waren, deutlich besser.

Bei Vergiftungen wird mit Blau und Grün im Wechsel gearbeitet.

»Verbohrten« Menschen schickt man Blau.

Bei einer Lebensmittelallergie werden »verdächtige« Lebensmittel getestet, indem man eine Hand auf das dritte Chakra legt und mit der anderen Hand auf das Lebensmittel zeigt oder es hält:

Tensorschwingung	Aussage
waagerecht	nicht allergisch
senkrecht	Unverträglichkeit
diagonal oder Rechtsrotation	allergisch

Durch eine Allergie ausgelöste Kopfschmerzen werden im Anfangsstadium mit Suggestionen behandelt.
Achtung: Das »*Y*« (siehe Glossar) darf von Allergikern erst verwendet werden, wenn die Allergie gelöscht ist.

Organdegenerations-Meridian

HEILFARBEN
Orange ist die beste Heilfarbe.
Weiß bringt vorübergehend Frieden.
Regenbogenfarben, gemischt mit Weiß, aber ohne Rot und Violett.
MESSUNGEN
Einseitige Störung, wenn ein Organ fehlt.
Wenn beide Meridiane unrund sind, handelt es sich um eine chronische Krankheit.
Den Organdegenerations-Meridian gegen Organe testen:
- einen Abtaster auf das Organ (vom Therapeuten gehalten)
- einen Abtaster auf den Organdegenerations-Meridian (vom Patienten gehalten) *oder*

- einen Abtaster auf das betreffende Chakra (vom Patienten gehalten)
- einen Abtaster auf den Organdegenerations-Meridian (vom Therapeuten gehalten)

BETEILIGTE MERIDIANE/ORGANE

Alle Organmeridiane
Alle Chakren
Dreifacher Erwärmer- und Organdegenerations-Meridian bedingen sich, beispielsweise führt eine Organ-Entzündung zu Fieber.

ALLGEMEINES

Wenn Schwankungen im Meridian über längere Zeit bestehen, sollte das Problem im Psychosomatischen gesucht werden. Der Patient muss das Problem erkennen und erfassen. Störungen in diesem Meridian weisen fast immer auf seelische Probleme hin.

URSACHEN FÜR EINE STÖRUNG

Angeborene Organschwäche (den entsprechenden Meridian unterstützen)
Psychische und seelische Probleme führen zu Störungen (etwa der Leber: »Ihm ist eine Laus über die Leber gelaufen.«). Dann ist die Funktion zwischen den beiden Meridianen (Leber- und Organdegeneration) gestört.
Wenn ein Organ fehlt, ist der Meridian einseitig geschädigt.

KRANKHEITSBILDER

Krankheiten, die mit den Organen zusammenhängen

SUGGESTIONEN – LEBEN

1. Ich erkenne jetzt die Kraft meiner Regeneration.
2. Leben ist Wandlung. Mühelos erkenne ich meinen Weg.

3. Die geistige Kraft, die ich jetzt aufnehme, werde ich zur Regeneration nutzen und aufnehmen.
4. Das Leben stimmt mir zu.
5. Ich werde täglich neu geboren in der Schöpfung.

HEILVERFAHREN

Alle energetischen Fehlfunktionen ausgleichen.

Die Farbe des betroffenen Organs mitübertragen. Die Farbe kann auch wechseln, aber es darf kein Violett verwendet werden. Violett gehört zu den Nerven und ist dem Bioelektrischen zugewandt.

Das entsprechende Chakra mitbehandeln. Das Chakra springt an, wenn die Kräfte des Organdegenerations-Meridians gestärkt werden. Meridian und Chakra wechselseitig behandeln.

Wenn ein Organ fehlt, muss der Organdegenerations-Meridian immer wieder gestärkt werden.

Überprüfen, ob der Organdegenerations-Meridian und das betreffende Organ übereinstimmen. Wenn nicht, prüfen, warum die beiden nicht miteinander können oder wollen (auf Narben im Meridianverlauf achten).

Der Verursacher kann ein schwaches Herz-Chakra sein.

Kommunikationsstörungen zwischen dem fünften und dem vierten und sechsten Chakra ausfindig machen.

Organsprache-Therapie ist hilfreich.

Dreifacher-Erwärmer-Meridian

HEILFARBEN

Rot/Orange zum Aufheizen bei kalten Händen/Füßen, aber niemals Alarmrot hinzugeben

Blau zur Abkühlung bei Hitzewallungen

MESSUNGEN

Unrunde Schwingung – ständig kalte Füße und Hände

Runde Schwingung, aber kalte Hände und Füße – seelisches Problem

BETEILIGTE MERIDIANE/ORGANE

Kreislauf-Meridian

Organdegenerations-Meridian

Der Dreifache Erwärmer und der Organdegenerations-Meridian wirken zusammen.

Nerven-Meridian

Allergie-Meridian

ALLGEMEINES

Der Dreifache Erwärmer ist nicht für spezielle Organe, sondern für die Funktion des gesamten Organismus zuständig und regelt die Körpertemperatur.

Wenn der Dreifache Erwärmer nicht in Ordnung ist, hat der Patient das Gefühl, auf Stöckelschuhen zu gehen. Wenn dieser Meridian dann korrigiert ist, rollt er den Fuß beim Gehen ab.

Der Dreifache Erwärmer wacht darüber, dass die Organe nicht degenerieren.

Wenn ein Organ entzündet oder schwach ist, leidet der Dreifache Erwärmer mit. Die Wärme des Lebens ist verloren gegangen.

URSACHEN FÜR EINE STÖRUNG

Wenn der Meridian rund schwingt, Füße und Hände aber trotzdem kalt sind, ist die Ursache für die Störung im Seelischen zu suchen.

Vieles im Umfeld des Menschen ist nicht in Ordnung.

KRANKHEITSBILDER

Kalte Füße und Hände (der Meridian schwingt unrund)
Wenn Falschheiten aufgedeckt werden (»kalte Füße bekommen, keine Handhabe haben, das Leben nicht im Griff haben«), wenn der Standpunkt des Menschen falsch ist. Kalte Hände und Füße können aber auch vom Kreislauf-Meridian kommen.

Frösteln hat mit Angst zu tun (»kalte Füße bekommen«). Hier sollte der Organdegenerations-Meridian mitbehandelt werden.

Permanente Untertemperatur weist darauf hin, dass bestimmte Organe degenerativ arbeiten. Starke Funktionsschwäche eines oder mehrerer Organe.

Wenn ein *Organ entzündet* (Fieber) oder *schwach* ist (Kältegefühl), leidet der Dreifache Erwärmer mit.

SUGGESTIONEN – ANPASSUNG

1. Durch mich fließt die Frische des Quellwassers. Das Blau sprudelt durch mich hindurch und erfrischt mich.
2. Das Feuer des Lebens ist jetzt in mir, und ich erreiche auf wundersame Weise meine Körpertemperatur.
3. Mein Körper nimmt jetzt Wärme und Wohlgefallen an.
4. Mut und Zuversicht werden mich tragen.

HEILVERFAHREN

Alle energetischen Fehlfunktionen ausgleichen.

Fragen, in welche Richtung die Temperatur »entgleist«.

Den Dreifachen Erwärmer stärken. Die Person geht dann ganz anders.

Feuer geben, aber nicht mit Leidenschaft mischen (sonst kann es ins Gegenteil umschlagen).

Bei Hitzewallungen kühlende Suggestionen verwenden (Suggestion Nr. 1).

Wenn der Kreislauf- und der Dreifacher-Erwärmer-Meridian geschädigt sind, werden beide zuerst einzeln, dann über Kreuz behandelt.

Wenn Nerven- und Allergie-Meridian ebenfalls geschädigt sind, wie oben behandeln.

Herz-Meridian

HEILFARBE

Grün, das in Rosa übergeht

Mehr Grün bei gebrochenem Herzen

Mehr Rosa, wenn der Mensch unter Lieblosigkeit leidet

MESSUNGEN

Neben den üblichen Aussagen bei unrunden Schwingungen kann ein »Stottern« des Herz-Meridians (unruhiger Wechsel der Tensorbewegungen) auftreten.

BETEILIGTE MERIDIANE/ORGANE

Nieren-, Kreislauf- und Nerven-Meridian, Herz-Chakra

ANTLITZDIAGNOSE

Gang des Menschen:

1. Stadium: Die Arme schwingen beim Gehen.
2. Stadium: Die Hände werden in die Hosentaschen gesteckt, besonders die linke.

3. Stadium: Das Herz wird mit der linken Hand gehalten. Die linke Schulter hängt herab.
Schwellung am Oberlid oder herabhängende Augenlider.
Taubheit zwischen Kinn und Unterlippe weist auf einen bevorstehenden Herzinfarkt hin.
Blaurote Färbung an Lippen, Ohren, Wangen und Nasenflügeln.

ALLGEMEINES

Der Herz-Meridian ist für die gesamte Blutzirkulation mitverantwortlich, von der Arbeit des Herzmuskels, über die Aufrechterhaltung des Herzrhythmus bis zur Sauerstoffverteilung.

URSACHEN FÜR EINE STÖRUNG

Emotionen. Sie beeinflussen die Beweglichkeit, die Flexibilität, den Rhythmus und die Elastizität des Herzens.
Lieblosigkeit, ein »gebrochenes« Herz, unerfüllte Liebe, mangelnde Selbstliebe. Das Herz leidet besonders, wenn man sich selbst nicht liebt.
Geld, Position, Einsamkeit, Schreckhaftigkeit, sich nicht gut genug fühlen (»Ich werde es nie schaffen. Ich bin viel zu schwach dazu.«).
Über lange Zeit bestehende emotionale Probleme.
Glaube, dass das Leben nur mit Stress zu bewältigen ist.
Herz und Nieren gehen gern eine Partnerschaft ein (»auf Herz und Nieren prüfen«).

KRANKHEITSBILDER

Herzanfall: Man presst sich dem Geld, der Position und Ähnlichem zuliebe alle Freude aus dem Herzen. Suggestion Nr. 5 verwenden.

Thrombose in den Herzkranzgefäßen: Man fühlt sich einsam und verschreckt. »Ich bin nicht gut genug. Ich tue nicht genug. Ich werde es nie schaffen.« Suggestion Nr. 7 verwenden.

Herzprobleme: Über lange Zeit bestehende emotionale Probleme; Mangel an Freude, Verhärtung des Herzens; Überzeugung, dass Stress und Spannung zum Leben gehören. Suggestion Nr. 7 verwenden.

Die *Blutzusammensetzung* verändert sich, wenn der Herz-Meridian nicht richtig schwingt.

Herzdruck, Herzrhythmusstörungen

SUGGESTIONEN – SINNBILD DER LIEBE UND SICHERHEIT, SELBSTLIEBE

Zur Behandlung dieser Störungen braucht man am meisten Suggestionen. Sie haben das Ziel, ein Gefühl für den eigenen Wert aufzubauen, und Verschreckung, Heimweh und Einsamkeit abzubauen.

1. Ich beschließe, mein Leben zu lieben. Meine Bahnen sind weit offen.
2. Ich liebe und akzeptiere mich, und dadurch geschieht das Bestmögliche für mich.
3. Die heilende Kraft der Liebe entspringt meinem Herzen.
4. Mein Herz schlägt im Rhythmus der Liebe.
5. Ich bin eins mit allem Leben. Das Universum gibt mir volle Unterstützung. Alles ist gut.
6. Freude, Freude, Freude! Liebevoll lasse ich Freude durch Herz und Sinn, Leib und Erleben fließen.
7. Ich liebe mich und nehme mich an. Es gibt keinen anderen Weg zu einem erfüllten Leben.

HEILVERFAHREN
Alle energetischen Fehlfunktionen ausgleichen.
Menschen, die sich selbst nicht lieben, müssen lange therapiert werden. Der Therapeut muss sich hier viel Zeit nehmen.
Am besten mit Organsprache arbeiten.
Herzrhythmusstörungen sollte der Therapeut vom Geistführer beheben lassen.
Wenn Druck auf dem Herzen lastet, aber der Meridian in Ordnung ist, wird starker Druck auf die Enden des Herz-Meridians ausgeübt. Dabei kann ein Stich bis in den Kopf hinauf gespürt werden. Das bedeutet, dass die Hypophyse angeregt wurde.

Dünndarm-Meridian

HEILFARBE
Gebrochenes Gelb mit Grauschleier
MESSUNGEN
Überprüft wird die Zusammenarbeit mit dem dritten Chakra und an der Wirbelsäule der Th12.
BETEILIGTE MERIDIANE/ORGANE
Nerven-, Dickdarm- und Allergie-Meridian, Immunsystem im vierten Chakra
Wirbelsäule: Th12
Das Immunsystem, die Thymusdrüse und der Dünndarm sollten im Einklang sein.
ANTLITZDIAGNOSE
Hohler Blick
Säckchen oberhalb des Jochbeins

Trockene Zunge – lässt auf mangelhafte Durchblutung im Darmbereich schließen
Bräunliche Färbung rund um Ohren, Mund, Zunge

ALLGEMEINES

Dünndarm und Dickdarm hängen eng zusammen.
Der Dünndarm hat sowohl mit dem Verdauen als auch mit dem Denken zu tun.
80 Prozent des Immunsystems sind im Darm angesiedelt. Ein schwaches Immunsystem kann zu Problemen im Dünndarm führen und umgekehrt.

URSACHEN FÜR EINE STÖRUNG

Intellekt, Analyse, Kritik, Auseinandersetzung, Bewertung, Gefühllosigkeit
Sich einsam und verlassen fühlen

KRANKHEITSBILDER

Schwaches Immunsystem
Durchfall
Verpilzung

SUGGESTIONEN – SICHERHEIT UND GEBORGENHEIT

1. Leicht und mühelos nehme ich alle Eindrücke auf.
2. Ich denke klar und bin von Licht durchflutet.
3. Die Wärme des Lebens ist in mir. Ich fühle mich geborgen.
4. Ich bin im Einklang mit meiner Welt.

(Siehe auch die Suggestionen für den Dickdarm-Meridian.)

HEILVERFAHREN

Alle energetischen Fehlfunktionen ausgleichen.
Umstellung der Ernährung, auf Unverträglichkeiten achten.
Organsprache-Therapie

Blasen-Meridian

HEILFARBEN
Aquamarin und Türkis
MESSUNGEN
Blasen-Meridian zum ersten Chakra messen.
BETEILIGTE MERIDIANE/ORGANE
Nerven- und Nieren-Meridian
Wirbelsäule: L3
Erstes Chakra
Der Blasen-Meridian korrespondiert mit allen anderen Meridianen, wenn die Blase gesund ist.
ANTLITZDIAGNOSE
Blassrosa gefärbter Augenhof
Besonders dicke Unterlippe
Jochbeinsäckchen
Zu kleiner Mund
ALLGEMEINES
In der chinesischen Medizin gilt die Blase als wichtigstes und gefährlichstes Organ.
Der Blasen-Meridian ist der längste Meridian. Er hat mehr als 60 Akupunkturpunkte und reicht auf beiden Seiten des Körpers vom Kopf bis zu den Zehen. Im gesamten Rückenbereich ist der Meridian auf jeder Körperseite doppelt. Zum Teil verläuft er zusammen mit dem Ischiasnerv.
Es ist ein Diagnose-Meridian, weil er zwischen jedem Wirbelkörper einen Zustimmungspunkt mit einem Organ hat.
Er beeinflusst die Rückenmuskeln, die Ganglien und die Bauchorgane.

Die Blase steht in ständiger Verbindung mit den Nerven. Wenn der Blasen-Meridian nicht mehr richtig arbeitet, fängt der Nerven-Meridian an zu wackeln, und es können Störungen in allen Organen des Körpers auftreten

Die Blase ist ein Sammelbecken, aber sie muss das Gesammelte auch wieder loslassen. Sie steht mit dem aktiven und passiven Willen in Verbindung. Eine Aussage wie »Nie werde ich dir das vergessen« kann zu großen Problemen im Blasen-Meridian führen.

URSACHEN FÜR EINE STÖRUNG

Blase als Sammelbecken der Angst (Wenn die Angst hochkommt, flattern die Nerven.)

Angst vor körperlicher Schwäche; Angst, bloßgestellt zu werden; Angst, sich lächerlich zu machen.

Stocksauer sein.

KRANKHEITSBILDER

Blasenentzündung – Festhalten an alten Vorstellungen, Angst vor dem Loslassen, stocksauer sein.

Reizblase

Schwache Blase

SUGGESTIONEN – STÄRKE UND MUT

1. Leicht und mühelos lasse ich das Alte gehen und heiße das Neue in meinem Leben willkommen. Ich bin in Sicherheit.
2. Ich überwinde jede Schwäche. Ich bin stark und mutig.
3. Mut und Zuversicht bestimmen mein Leben.

HEILVERFAHREN

Alle energetischen Fehlfunktionen ausgleichen.

Da die Blase zum ersten Chakra gehört, bringt ein Aufladen dieses Chakras Erfolg. Immer das erste Chakra mit-

behandeln, besonders wenn der Blasen-Meridian immer wieder zusammenbricht.
Bei Reizblase wird das Zeichen für Entziehen der Energie auf den Meridian gezeichnet, der die Störung aufweist.

Bei schwacher Blase zeichnet man das Zeichen für Zuführen von Energie auf den Meridian.

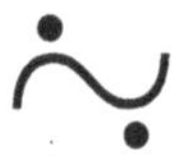

Nieren-Meridian

HEILFARBEN
Blau und Violett bis Aubergine
MESSUNGEN
Verbindungen zum zweiten, dritten und vierten Chakra prüfen, Wirbelsäule: Th10 und Th11 messen.
BETEILIGTE MERIDIANE/ORGANE
Herz-, Lymph- und Blasen-Meridian
ANTLITZDIAGNOSE
Eine Schwellung des Unterlids weist auf eine Nierenstörung beziehungsweise eine Nebennierenschwäche hin. In dem einen Zentimeter unter dem Augenlid ist der Zustand der Nieren erkenntlich. Säckchen unter den Augen weisen auf einen Nierenstau hin, Säckchen direkt am Augenlid auf eine Erkrankung der Nebennieren.

ALLGEMEINES

Nierensteine sind wie alle Steinbildungen im Körper geronnene Energie.

Wenn die Nieren gut arbeiten, ist das Blut sauber (= Freude).

Die Nieren reinigen das Blutwasser und indirekt auch die Lymphe.

Herz und Nieren gehen eine Partnerschaft ein (»auf Herz und Nieren prüfen«).

URSACHEN FÜR EINE STÖRUNG

Verletzte Gefühle, Brocken unaufgelöster Wut

Liebe kann nicht gelebt werden. In der Ehe und in der Familie haben Vernunft und Zweckmäßigkeit Vorrang.

Wenn die Liebe nicht fließen kann, kommt es zur Verhärtung. Freude entsteht, wenn die Liebe fließt.

Überreaktion auf Enttäuschung und Versagen führt oft zu Nierenentzündung (Suggestion Nr. 3 verwenden).

Kritik, Enttäuschung, Versagen, Scham. Reagieren wie ein kleines Kind (Suggestion Nr. 4 verwenden).

Zornige Emotionen, stocksauer sein und die Tendenz, anderen Vorwürfe zu machen, führen oft zu Harnwegsentzündung (Suggestion Nr. 6 verwenden).

Stocksauer sein, gewöhnlich über das andere Geschlecht oder eine(n) Geliebte(n), führt ebenso wie die Tendenz, andere zu beschuldigen, oft zu Harnwegsinfektion (Suggestion Nr. 7 verwenden).

KRANKHEITSBILDER

Nierenentzündung

Nierensteine

Harnwegsinfektionen

Migräne (der Schmerz steigt im Hinterkopf auf)
Haarausfall

SUGGESTIONEN – FREIHEIT UND FREUDE

1. Ich kann meiner Freude und meinen Gefühlen freien Lauf lassen.
2. Von heute an weine ich nur noch Tränen der Freude.
3. Nur das Richtige geschieht in meinem Leben. Ich lasse das Alte los und heiße das Neue willkommen.
4. Göttlich Richtiges geschieht überall in meinem Leben. Nur Gutes erwächst mir aus jeder Erfahrung. Es ist gut, erwachsen zu werden.
5. Mit Leichtigkeit löse ich alle Probleme der Vergangenheit auf.
6. Ich erschaffe nur freudige Erfahrungen in meinem Leben.
7. Ich entlasse das Muster, das zu diesem Zustand geführt hat, aus meinem Bewusstsein.
8. Ich bin willens, mich zu ändern. Ich liebe und akzeptiere mich.

HEILVERFAHREN

Alle energetischen Fehlfunktionen ausgleichen.
Bei Nierenproblemen, die durch Strahlenbelastung hervorgerufen wurden, den Nieren- und den Lymph-Meridian vergleichen.
Organsprache-Therapie.

Fettdegenerations-Meridian

HEILFARBEN
Blau und Gelb
Blau steht für Freigebigkeit und Ausdehnung.
Gelb steht für Erkenntnis, Intellekt und die richtige Verhaltensweise.
MESSUNGEN
Schilddrüse rechts und links am Hals messen.
Das fünfte Chakra messen:

Linksrotation	Rechtsrotation	Bedeutung
zu groß	zu klein	Der Mensch setzt Fett an.
zu klein	zu groß	Der Mensch ist zu mager.

BETEILIGTE MERIDIANE/ORGANE
Gallenblasen- und Lymph-Meridian
Meist ist das fünfte Chakra gestört.
ANTLITZDIAGNOSE
Ablagerungen am unteren Augenlid weisen darauf hin, dass der Fettstoffwechsel gestört ist.
ALLGEMEINES
Dieser Meridian verwaltet das Fett im Körper.
Er steht in Verbindung mit der Gallenblase.
Der Fettdegenerations-Meridian hat viel mit Schutzbedürfnis zu tun.
Oft ist Egoismus beteiligt.
Reserviertheit – Festhalten um jeden Preis – Aushalten

Bei normalgewichtigen Menschen ist dieser Meridian in Ordnung.

Durch die Behandlung dieses Meridians kann der Mensch zu- oder abnehmen. Dafür muss aber auch das fünfte Chakra stabil bleiben.

URSACHEN FÜR EINE STÖRUNG

Übergewicht durch Wasseransammlungen.

Der Mensch fühlt sich oft ausgenutzt, benutzt und schutzlos. Er wird häufig »überredet« und baut zum Schutz eine Fettschicht auf.

KRANKHEITSBILDER

Übergewicht: Bei Übergewicht ist dieser Meridian oft gestört. Wenn er trotz Übergewicht in Ordnung ist, liegen Wasseransammlungen in den Zellen vor. Wenn man auf das Gewebe drückt, bleibt eine Delle zurück.

Gewichtszunahme durch Aufschwemmen der Fettzellen: Der Mensch fühlt sich unentschlossen, ist mutlos und hat keine Eigeninitiative.

Infolgedessen werden Polster aufgebaut. Hier sollte die Schilddrüse gemessen werden, denn sie ist meist die Ursache dieser Störung.

SUGGESTIONEN – FREIGEBIGKEIT, FREIZÜGIGKEIT

Die Suggestionen müssen nicht laut ausgesprochen werden. Sie zu denken genügt. Die Wirkung geht tiefer, wenn die Farben miteinbezogen werden.

1. Alles in mir kommt ins Gleichgewicht und in Harmonie.
2. Ich bin sicher in meinen Emotionen. Von heute an stehe ich über den Dingen.

3. Leicht und mühelos geht Altes von mir und Neues entsteht in mir.
4. Liebevoll umarme ich meine Erfahrungen. Zufriedenheit ist mein Ziel.

HEILVERFAHREN

Alle energetischen Fehlfunktionen ausgleichen.
Gelbes Engelsymbol. Der Mensch muss lernen, sich zu distanzieren, muss Distanz wie eine Mauer aufbauen.
Durch Trennkost werden die Verdauungsenzyme stark angeregt. Fettes Essen vermeiden.
Fisch kann gegessen werden, weil sich das Fett vom Fisch nicht im Körper ansetzt.
Wenn der Meridian zu kraftvoll ist, setzt der Mensch Fett an (Übergewicht).
Im Meridian liegt eine Überfunktion vor, und er muss gebremst werden.
Wenn der Meridian in Ordnung ist, wird das Übergewicht meist von einer Wasseransammlung in den Zellen hervorgerufen.
Schilddrüse und Fettdegenerations-Meridian stabilisieren.
Wenn die beiden stabil bleiben, nimmt der Patient ab.

Gallenblasen-Meridian

HEILFARBEN

Gelb und Orange (kräftige Farben)

MESSUNGEN

Beteiligte Meridiane und Chakren überprüfen.
Wirbelsäule: auf Th4 achten.

BETEILIGTE MERIDIANE/ORGANE

Leber-, Allergie- und Kreislauf-Meridian

Drittes Chakra

ANTLITZDIAGNOSE

Folgende Körperteile weisen eine Gelbfärbung auf: Augenweiß, Zähne, Mundgegend.

Falten in den Mundwinkeln.

Die beiden Augenbrauen sind unterschiedlich geformt.

ALLGEMEINES

Der Gallenblasen-Meridian steht für Kreativität und Freiheit. Er ist der Gegenpol zur Unterdrückung.

Der Gallenblasen-Meridian ist ein langer Meridian. Er beginnt an den äußeren Augenwinkeln, geht am Kopf noch ein Stück weiter nach oben, dann über die ganze Körperseite und außen an den Beinen entlang bis zu den Zehen.

URSACHEN FÜR EINE STÖRUNG

Wenn die Kreativität unterdrückt wird, bekommt man Gallenprobleme.

Aggression, Ärger, Unverständnis, Energiestau

Ärger mit anderen Personen

SUGGESTIONEN – FREIHEIT UND KREATIVITÄT

Suggestionen für diesen Meridian sollten Worte enthalten, die Kreativität und Freiheit zum Ausdruck bringen. Auf keinen Fall sollte das Wort »Unterdrückung« vorkommen, wie etwa in »Mir kommt die Galle hoch, wenn ich unterdrückt werde.« oder »Ich darf nicht tun, was ich möchte.«

1. Von heute an wähle ich den Weg der Leichtigkeit und Freiheit.
2. Liebe und Zuversicht bestimmen mein Leben.
3. Für alles gibt es eine friedliche Lösung.

4. Ich habe immer die Möglichkeit, den Weg der Freiheit und Harmonie zu gehen.
5. Ich will alles erlösen, was ohne Liebe und Freiheit ist.

HEILVERFAHREN

Alle energetischen Fehlfunktionen ausgleichen.
Organsprache-Therapie.

Haut-Meridian

HEILFARBEN

Blau-Violett und Sonnenlicht (Weiß) richtig dosiert.
Blau-Blaugrün für kranke Haut.
Violett für die Nerven.
Reaktion auf Komplimentärfarben im Wechsel zwischen Blau/Violett und Gelb/Grün.
Auf keinen Fall darf Rot gegeben werden.

MESSUNGEN

Hautbereiche mit dem Meridian und beteiligten Meridianen überprüfen.

BETEILIGTE MERIDIANE/ORGANE

Bindegewebs-, Allergie- und Fettdegenerations-Meridian
Zweites und drittes Chakra

ANTLITZDIAGNOSE

Zu viel Wasser im Gewebe
Hautveränderungen
Trockene Haut

ALLGEMEINES

Dieser Meridian hat mit Berührung, Schutz, Haltung, Kontakt, Sanftmut, Zartheit und Festigkeit zu tun.

Der Haut-Meridian dirigiert die Haut außen und innen. Dazu gehören auch Schleimhäute, Nägel und Haare.
Die Haut ist ein Ausscheidungsorgan. Sie steht für Schutz und Festigkeit (fest im Leben verankert sein).
Entzündungen im Darmbereich (Darmentzündungen) sieht man an diesem Meridian.
Die Harnröhre gehört ebenso zur Haut wie die äußeren Geschlechtsorgane der Frau.

URSACHEN FÜR EINE STÖRUNG

Keine Festigkeit im Leben (führt zu Schleimhautproblemen)
Kontaktbedürfnis, Zärtlichkeitsmangel, Isolation
Aussagen wie: »Es ist zum aus der Haut fahren.«

KRANKHEITSBILDER

Hautkrankheiten
Darmentzündungen
Schleimhautprobleme
Schuppenflechte

SUGGESTIONEN – SANFTMUT, KONTAKT, BERÜHRUNG

Die Suggestionen sollen das Schutzgefühl und das Gefühl der Reinheit bestärken.

1. Meine Nachgiebigkeit und Zartheit wird zur Festigkeit.
2. Ich fühle mich wohl in meiner Haut.

HEILVERFAHREN

Alle energetischen Fehlfunktionen ausgleichen.
Reaktion auf Komplementärfarben.
Hautkrankheiten mit Blau- oder Sonnenlicht heilen.
Bei geröteter Haut mit Blau/Violett arbeiten, bei Schuppenflechte mit Violett.
Allergien löschen.

Bindegewebs-Meridian

HEILFARBEN
Orange: Gibt Spannkraft und Mobilität.
Orange mit Grün: bei Verspannungen und Verletzungen der Sehnen und Bänder.
Grün: Wenn es zu Entzündungen gekommen ist, oder ein Wechsel zwischen Orange und Grün.
Die Komplementärfarben können miteinbezogen werden.
MESSUNGEN
Körperteile mit dem Meridian prüfen
Beteiligte Energiesysteme ausmessen
BETEILIGTE MERIDIANE/ORGANE
Haut-, Magen-, Lymph-, Kreislauf- und Nieren-Meridian
Das zweite und das dritte Chakra
ANTLITZDIAGNOSE
Doppelfalte am Oberlid bei Bindegewebsschwäche
Kinngewebe schlaff
ALLGEMEINES
Verbindungen, die das Skelett zusammenhalten; Sehnen und Bänder
Das Bindegewebe kann zu einer Müllkippe werden, wenn der steuernde Meridian schwach ist. Dann bilden sich zu viele Ablagerungen, und in deren Folge entstehen Beschwerden wie Muskel- oder Weichteilrheumatismus (pH-Wert stimmt nicht). Der Müll, den die Ausscheidungsorgane nicht aus dem Körper transportieren können, wird abgelagert. Dieser Müll kann ein Gewicht von bis zu zwölf Kilogramm erreichen.

Die Ablagerungen bilden sich meist an Händen und Zehen und können sich entzünden.

Das Bindegewebe verbindet Muskeln und Gelenke ebenso wie die Zellen untereinander. Es hat genauso viel Masse wie die Haut.

URSACHEN FÜR EINE STÖRUNG

Ehrgeiz

Spannkraft und gleichzeitig Empfindlichkeit

Verkrampfung

KRANKHEITSBILDER

Muskel- und Weichteilrheumatismus

Ablagerungen an Fingern und Zehen, die sich entzünden können

Wirbelgleiten, ausgelöst durch Ehrgeiz

Krampfadern, ausgelöst durch mangelnde Elastizität, Verkrampfung

SUGGESTIONEN – KRAFT, HALT

1. Ich bin kraftvoll.
2. Mein Leben ist gehaltvoll.
3. Ich habe Halt in meinem Leben.
4. Ich bin in der Lage, alles zu ertragen, was mir widerfährt.
5. Mein Leben hat eine straffende Haltung.

HEILVERFAHREN

Alle energetischen Fehlfunktionen ausgleichen.

Bevor der Bindegewebs-Meridian gestärkt wird, sollen die beteiligten Organe und Meridiane behandelt werden, die für Entgiftung und Ausscheidung zuständig sind.

Wassertherapie

Mineralstoffhaushalt ausgleichen
Ausleitungsverfahren

Magen-Meridian

HEILFARBE
Reines Gelb
MESSUNGEN
Den Magen-Meridian zum Magen und zu den Chakren messen.
Wirbelsäule: Brustwirbel Th6 kontrollieren.
BETEILIGTE MERIDIANE/ORGANE
Gelenkdegenerations-Meridian
Das zweite und das dritte Chakra
Äquator/pH-Wert-Steuerung
ANTLITZDIAGNOSE
Magenkranke strecken den Magen vor.
Trockene Lippen, Nasenrötung, eingefallene Wangen
Schmerzen im Schulterblatt-Winkel links
Halskuhle gefüllt
ALLGEMEINES
Es besteht ein Zusammenhang zwischen dem Magen- und dem Gelenkdegenerations-Meridian. Dieser Zusammenhang ist dafür verantwortlich, dass ein Mensch, der ständig magenkrank ist, auch Gelenkprobleme bekommen kann.
Der Magen steht mit dem pH-Wert der Körperflüssigkeiten in Verbindung.
Der Magen verdaut die Nahrung, aber auch Vorstellungen und Ideen.

Der Magen produziert die Säuren für den Körper. Wenn die Magensäure nicht stimmt, klappt es auch mit der Entgiftung nicht.

URSACHEN FÜR EINE STÖRUNG

Das Annehmen und Verdauen neuer Eindrücke ist beeinträchtigt.

Die Aufarbeitung des eigenen Schicksals gelingt nicht.

Angst; der Glaube, nicht gut genug zu sein; ängstlich darauf bedacht sein, anderen zu gefallen (Suggestion Nr. 4 verwenden)

Große Furcht, Angst vor Neuem; Unfähigkeit, Neues zu verdauen (Suggestion Nr. 5)

Unfähigkeit zu lernen, weil ein falscher Weg eingeschlagen wurde (Suggestion Nr. 6 verwenden).

KRANKHEITSBILDER

Gelenkprobleme

Magengeschwüre, Magenprobleme

Rheuma durch Übersäuerung

SUGGESTIONEN – VERDAUEN VON EINDRÜCKEN

1. Mühelos verdaue ich die Eindrücke meines Lebens.
2. Ich bekomme jetzt die Kraft, alle meine Konflikte zu lösen.
3. Ich verdaue das Leben mit Leichtigkeit.
4. Ich liebe und akzeptiere mich. Ich bin mit mir selbst in Frieden. Ich bin wunderbar.
5. Das Leben stimmt mit mir überein. Ich nehme in jedem Augenblick eines jeden Tages das Neue in mich auf. Alles ist gut.
6. Ich stimme mit dem Leben überein. In jedem Augenblick gibt es Neues für mich.

HEILVERFAHREN
Alle energetischen Fehlfunktionen ausgleichen.
Bevor weiterbehandelt wird, müssen zunächst die beteiligten Meridiane in Ordnung gebracht werden.
Ernährungsumstellung
Organsprache-Therapie

Gelenkdegenerations-Meridian

HEILFARBEN
Grün bei nicht entzündeten, schwachen Gliedern.
Etwas Orange, wenn Ehrgeiz fehlt.
Etwas Blau wirkt kühlend bei Entzündungen.
MESSUNGEN
Große, unrunde Schwingung in alle Richtungen weist auf Arthritis hin.
Kleine Kreise oder rechter Meridian okay, linker klein oder diagonal – Hinweis auf Degeneration, arthritische Störungen
Suche nach einem defekten Gelenk: einen Abtaster auf den Gelenk-Meridian halten, den zweiten Abtaster (vom Therapeuten gehalten) auf das jeweilige Gelenk. Wenn diese Messung eine senkrechte Schwingung ergibt, korrespondieren die beiden nicht miteinander.
Beteiligte Meridiane/Organe
Magen-, Kreislauf- und Allergie-Meridian
Erstes, zweites und fünftes Chakra
ALLGEMEINES
Knorpel, Sehnen und Bänder werden geschmiert und erhalten.

Das Problem liegt meist auf der materiellen Ebene.
Die Gelenke stehen für Entscheidungen, Richtungsänderungen (= Füße).
Die Hände stehen für die Handhabung von Angelegenheiten (»keine Handhabe haben«).

URSACHEN FÜR EINE STÖRUNG

Nicht verbinden, eine Situation nicht einrenken können, verdreht oder überspannt sein, mangelnde Beweglichkeit, die Flexibilität ist verhärtet.
Die Person kann nicht mehr leicht und locker durchs Leben gehen.
Die Last des Lebens kann nicht mehr getragen werden.
Gelenkprobleme stehen für Probleme mit großen und kleinen Entscheidungen. (»Es ist schwer. Ich komme schwer durch.«)

KRANKHEITSBILDER

Folge eines zu starken Meridians (Überfunktion) ist eine Erkrankung an *Arthritis*.
Bei zu schwachem Meridian (Unterfunktion) kommt es zu einer *Arthrose*. Die Gelenke verhungern. Es wird keine Energie mehr aufgenommen.
Wirbelsäulenprobleme: Wenn das Leben zur Last geworden ist.
Einrosten von Gelenken: Man hat Angst, Fehler zu machen. Gestörter Mineralstoffhaushalt.

SUGGESTIONEN – LEICHTIGKEIT, WENDIGKEIT

1. Ich bin wendig und leicht im Leben. Alle Entscheidungen treffe ich leicht und kraftvoll.
2. Ich begebe mich bereitwillig in den Fluss der Wandlung. Mein Leben steht unter göttlicher Führung. Ich gehe immer in die beste Richtung.

3. Voller Liebe lasse ich die Vergangenheit los und schreite freudig weiter, um das Leben zu erfahren.
4. Die Vergangenheit ist vergeben und vergessen.
5. Das Leben begeistert mich. Ich bin voller Energie.
6. Ich erhebe mich über alle Ängste und Begrenzungen.
7. Ich lasse alles hinter mir, was unfrei macht, und stehe sicher auf beiden Beinen.
8. Ich stehe fest mit beiden Beinen auf der Erde. Inneres Gleichgewicht ist von heute an in mir.

HEILVERFAHREN

Alle energetischen Fehlfunktionen ausgleichen.
Energie-Farbe-Suggestionen schicken.
Die Suggestionen vorher austesten.
Organsprache-Therapie
Mineralien ergänzen
Wassertherapie

Leber-Meridian

HEILFARBEN

Gelb mit orangerotem Stich, auf keinen Fall Rot/Orange

MESSUNGEN

Die Leber und alle beteiligten Meridiane überprüfen.
Wirbelsäule: auf Th5 achten.

BETEILIGTE MERIDIANE/ORGANE

Gallenblasen-, Allergie-, Nerven- und Kreislauf-Meridian
Drittes Chakra
Schilddrüse

ANTLITZDIAGNOSE

Dicke Unterlippe, bräunlicher Augenhof

Ständig weiße Flecken auf den Fingernägeln

Falten in den Mundwinkeln

Rote Ohren

Gelbe Verfärbungen um Mund und Augen

ALLGEMEINES

Die Leber erkrankt immer an einem Zuviel.

In keinem Organ taucht Braun als Krankheit so schnell auf wie in der Leber. Braun ist bedrohlich (Selbstvergiftung).

Als Heilfarbe darf auf keinen Fall Rot verwendet werden, da die Leber sehr stark auf Erregung reagiert.

Die Leber hat mit Willensstärke zu tun. Sie reagiert sehr schnell.

URSACHEN FÜR EINE STÖRUNG

Umweltgifte, Alkohol

Übersteigen der Verarbeitungskapazität durch Vorurteile, Maßlosigkeit, Mangel an Vertrauen.

Die Leber ist der Sitz von Wut, Rage, Erregung und Verzweiflung.

Fehlender Mut und fehlendes Selbstvertrauen

Zu schwache Liebe; Tendenz, sich alles gleich zu Herzen zu nehmen; Ärger mit der Liebe

Willensstärke, vergiftende Anteile in der Beziehung. Lang anhaltende Vergiftung kann zu Leberzirrhose führen (zu wenig Zuversicht).

Ärger über den Ärger

KRANKHEITSBILDER

Leberentzündung

Schwache Leber

Degenerierte Leber
Leberzirrhose
Migräne, wenn der Schmerz vorn am Gesicht auftritt
Verlust von Lebenskraft und Energie

SUGGESTIONEN – FRIEDE UND HARMONIE

Die Suggestionen sollen Frieden, Harmonie, Liebe und Zuversicht aufbauen.

1. Für mich gibt es immer eine friedliche Lösung.
2. Die beste Lösung besteht darin, den Konflikt in Frieden und Harmonie zu lösen.
3. Ich habe Mut und Selbstvertrauen.
4. Ich denke und handle in Harmonie. Harmonie ist mein Leben.
5. Liebe und Zuversicht begleiten mich.

HEILVERFAHREN

Alle energetischen Fehlfunktionen ausgleichen.
Bei Leberentzündung Sonnenblumengelb mit ein wenig Orange schicken und Suggestion Nr. 1 verwenden. Es ist Ehrgeiz vorhanden.
Wenn die Leber schwach ist, Gelb mit etwas mehr Orange schicken und mit Suggestion Nr. 5 arbeiten.
Eine degenerierte Leber weist darauf hin, dass Mut und Selbstvertrauen fehlen. Gelb-Gelb/Orange (Farbe wechseln) schicken. Der Geist sucht sich die Farben, die er zur Selbstregulierung benötigt.
Bei Leberzirrhose Suggestion Nr. 3 verwenden.
Vitamin B_6 kann Heilung bringen.
Organsprache-Therapie
Chakrenbehandlung

Pankreas-Meridian

HEILFARBE
Zartes Grün
MESSUNGEN
Äquator (pH-Wert) überprüfen
Wirbelsäule: Th7 nachmessen
BETEILIGTE MERIDIANE/ORGANE
Milz und Bauchspeicheldrüse zusammenfassen
Immunsystem und Allergie-Meridian
Herz
ANTLITZDIAGNOSE
Ablagerungen am unteren Augenlid (Unterfunktion der Bauchspeicheldrüse)
Zerknitterte Gesichtshaut (Problem mit der Bauchspeicheldrüse)
Hochgezogene Oberlippe
ALLGEMEINES
Das Pankreas oder die Bauchspeicheldrüse ist ein äußerst kreatives Organ, denn die Verdauungssäfte müssen stets in der richtigen Dosierung abgegeben werden.
Wenn man keine Liebe mehr in Aussicht hat, rebelliert die Bauchspeicheldrüse, denn sie steht für das Süße im Leben, für kuschelige Wärme, Nähe und Berührung.
URSACHEN FÜR EINE STÖRUNG
Die Existenz der Seele ist angegriffen. (Beispiel: Ein Maler spritzt Insulin. Es stellte sich heraus, dass ihn die technischen Zeichnungen, die er in einem neuen Beruf anfertigen musste, gelähmt haben.) Freiheit suggerieren, zum Beispiel Suggestion Nr. 4.

Die Bauchspeicheldrüse ist ein sehr kreatives Organ. Sie produziert Enzyme.

Wenn bestimmte Enzyme nicht hergestellt werden, kommt es zu Unverträglichkeiten.

Wenn Liebe und Geborgenheit fehlen, wird es besonders problematisch. Es sind keine Streicheleinheiten vorhanden. Resignation und das Gefühl, dass man es im Leben nicht geschafft hat, können ebenso zu Problemen mit der Bauchspeicheldrüse führen wie ein Leben, das zäh abläuft.

Ablehnung, Wut und Enttäuschung, weil das Leben seine süße Seite verloren zu haben scheint – Suggestion Nr. 5 verwenden.

KRANKHEITEN

Entzündung der Bauchspeicheldrüse

Chronische Krankheiten

Infektionen

Diabetes

SUGGESTIONEN – KRAFT UND STABILITÄT

1. Ich beschließe, alles mit Freude und Frieden zu betrachten.
2. Ich finde für alles eine harmonische Lösung.
3. Ich verarbeite die Eindrücke des Lebens mit Leichtigkeit.
4. Meine Kreativität ist grenzenlos. Ich bin frei in meinen Entscheidungen.
5. Mein Leben ist süß.
6. Ich liebe und akzeptiere mich. Ich allein bin es, der Süße und Freude in meinem Leben erzeugt.
7. Ich liebe und akzeptiere mich. Ich bin liebevoll und liebenswert.

HEILVERFAHREN

Alle energetischen Fehlfunktionen ausgleichen.
Milz und Bauchspeicheldrüse zusammenfassen.

Milz-Meridian

HEILFARBEN

Kräftiges Grün oder Grün mit Gelbstich

MESSUNGEN

Bei immer wiederkehrenden Infektionen die Zusammenarbeit zwischen Milz und Herz überprüfen.
Äquator überprüfen – Säure-/Basen-Gleichgewicht.
Wirbelsäule: Th7 ausmessen.

BETEILIGTE MERIDIANE/ORGANE

Milz und Bauchspeicheldrüse zusammenfassen
Immunsystem, Allergie-Meridian
Herz

ANTLITZDIAGNOSE

Probleme treten häufiger auf der linken Körperseite auf (Milz).
Hochgezogene Oberlippe

URSACHEN FÜR EINE STÖRUNG

Die Milz wird krank, wenn man von einer Idee besessen oder einer Sache verhaftet ist (»Das will ich unbedingt schaffen.«) Bei dieser Art von Milzproblem sollte man Suggestion Nr. 4 verwenden.
Die Milz stärkt die Mitte.
Wenn sich Bakterien in der Milz festgesetzt haben, muss die Milz schneller arbeiten.

Das Immunsystem greift nicht in die Funktion der Milz ein. Die Milz liegt auf dem Äquator. Wenn der nicht stimmt, leidet sie.

Entzündung der Bauchspeicheldrüse

Milzerkrankung

Blutschwamm auf der Milz

Bakterien in der Milz

Chronische Krankheiten

Infektionen

SUGGESTIONEN – FREUDE, LEICHTIGKEIT, KREATIVITÄT

1. Ich beschließe, alles mit Freude und Frieden zu betrachten, und finde für alles eine harmonische Lösung.
2. Ich verarbeite die Eindrücke des Lebens mit Leichtigkeit.
3. Meine Kreativität ist grenzenlos. Ich habe jede Freiheit in meinem Leben.
4. Ich liebe und akzeptiere mich. Ich bin liebevoll und liebenswert.
5. Es gibt für alles eine harmonische Lösung.

HEILVERFAHREN

Alle energetischen Fehlfunktionen ausgleichen.

Milz und Bauchspeicheldrüse zusammenfassen.

Wenn der Äquator nicht stimmt und die Milz darunter leidet, lässt sich das gut über den Meridian richten und weniger gut über das Chakra.

Milz und Immunsystem müssen zusammenarbeiten und sollten gemeinsam behandelt werden.

Anhang

Heilzeichen zum Heben oder Senken des Blutdrucks

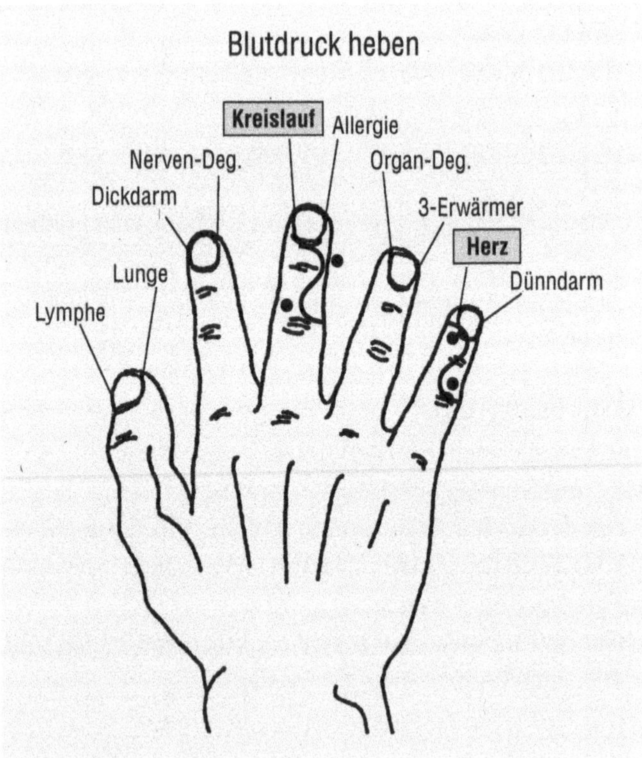

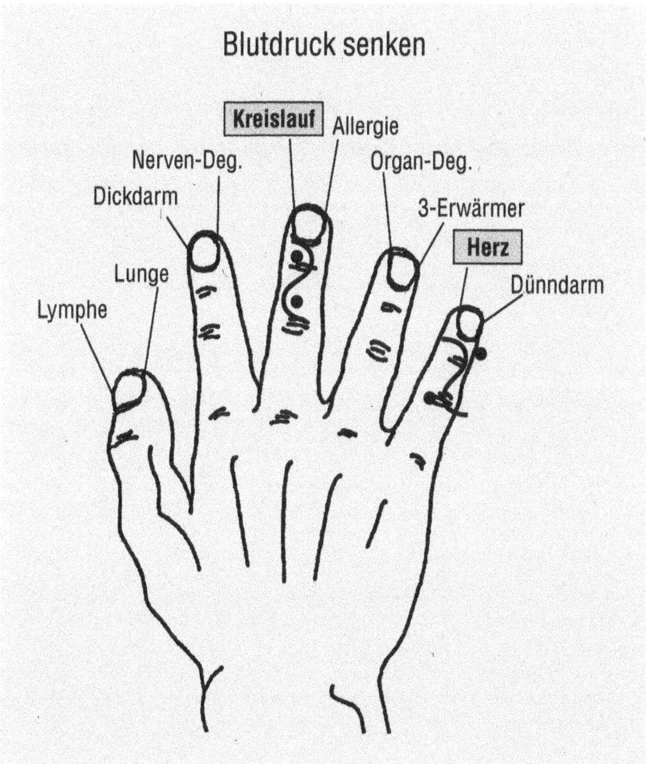
Blutdruck senken
Kreislauf
Allergie
Nerven-Deg.
Organ-Deg.
Dickdarm
3-Erwärmer
Herz
Lunge
Dünndarm
Lymphe

Glossar

Geistführer

Alle erfolgreichen Heiler, die mir bekannt sind, haben nach eigenen Angaben einen oder mehrere geistige Helfer – Engel, Geistführer oder Ärzte aus dem Jenseits. Ohne diese geistigen Helfer ist es nach meinen Erfahrungen nicht möglich, die geistigen Energien aufzubringen, die selbst schwerste Störungen beheben können.

Y

Das Ypsilon in der Farbe Orange und der hier gezeigten Form stützt das Immunsystem, wenn es auf den oberen Teil des Brustbeins gezeichnet oder als Symbol getragen wird.

Y

Heilzeichen

Das Heilen mit Farben und Symbolen hat eine lange Tradition. Auch im bioenergetischen Heilen können bestimmte Zeichen an bestimmten Körperstellen eine Wirkung auslösen.

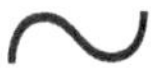

Die Sinuskurve, auf einen Meridian-Endpunkt gezeichnet, bringt die Energie dieses Meridians zum Fließen.

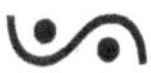

Die Sinuskurve mit einem Punkt *in den* Wellen senkt die Frequenz.

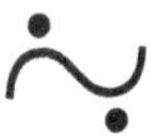

Die Sinuskurve mit einem Punkt *auf den* Wellen erhöht die Frequenz.

Anwenden kann man dies zum Beispiel, um den Blutdruck zu heben oder zu senken.

Dank

In vielen Gesprächen mit Seminarteilnehmern über Heilanwendungen wurde immer wieder der Wunsch nach einem Nachschlagewerk für bioenergetisches Diagnostizieren und Heilen geäußert. Ohne Fragen und Wünsche wie zum Beispiel »Wie behandle ich diese oder jene Krankheit?«, »Wie kann ich die körperlichen, seelischen oder psychosomatischen Erkrankungen aufdecken?« wäre dieses Buch nicht entstanden.

Für die vielen Anregungen und Hinterfragungen möchte ich mich bei allen Seminarteilnehmern und Patienten bedanken. Einen besonderen Dank möchte ich meiner Mitautorin Gertraud Erlinger aussprechen. Ihre präzisen Mitschriften bei Seminaren und Behandlungen sowie ihr Fachwissen als Heilerin haben wesentlich zum Gelingen dieses Buches beigetragen. Mein Dank geht auch an meine Frau Anneli, die sich um die vielen Belange und Vorbereitungen für Seminare, Vorträge, Weiterbildung, Workshops und Behandlungen kümmerte und mir so erst die Zeit gab, alles niederzuschreiben.

Horst Krohne

Literatur

Hay, Louise, *Heile deinen Körper*,
Lüchow, Berlin, 2003

Hellinger, Bert: *Ordnungen der Liebe*
(umfassende Darstellung der systemischen
Psychotherapie und Psychosomatik),
Droemer-Knaur, München, 2001

Klinkhardt, Dietrich: *Lehrbuch der Psycho-Kinesiologie*,
Bauer, Freiburg, 2001

Krohne, Horst: *Die Schule der Geistheilung*,
Ansata, München, 1999

Krohne, Horst: *Handbuch für heilende Hände*,
Ansata, München, 2002

Urbanek, Waltraud: *Geistheilung ist erlernbar*,
Ennsthaler, Steyr, 2002

Wagner, Carl E. jr.: *Jeder ist einmalig*,
Frederiksen & Weise, München, 1992

Wiesendanger, Harald: *Das große Buch vom geistigen
Heilen*, Scherz, München, 1994

Adressen

Horst & Anneli Krohne
C/. Acevino 14, Portal 1, A-M
E – 38400 Puerto de la Cruz, La Paz
Tenerife, Islas Canarias

Anneli Krohne-Hösbacher
und Horst Krohne
Lutherstraße 76
D-63225 Langen in Hessen
E-Mail: ahoesbacher@gmx.de

Horst Krohne: Gründer der
Schule der Geistheilung nach Horst Krohne®

AUSBILDUNG mit Abschluss Zertifikat
Übungs- und Heilkreise
Heilervermittlung
Bücher von Horst Krohne
HEILSPIEGEL-Magazin
Internet: www.schule-der-geistheilung.de
E-Mail: office@schule-der-geistheilung.de

Bezugsquellen für die in diesem Buch verwendeten Arbeitsmaterialien

Vertrieb
Gerda Hildegard Folz
Riedweg 15
D-61203 Reichelsheim
Tel.: 0 60 35 / 2 07 07 30
E-Mail: gerda-hildegard.folz@web.de

Die großen gelben und blauen Engelsymbole werden aus einem besonderen Material hergestellt. Farben und Formen dieser Symbole haben eine harmonisierende Wirkung auf das menschliche Energiefeld. Diese Symbole wirken in einem Umkreis von ca. sechs Metern.

Die kleinen gelben und blauen Engelsymbole und Anhänger werden direkt am Körper getragen und wirken ebenfalls harmonisierend. Je nach Farbe neutralisieren sie aufgeschwungene, fremde Energiemuster.

Der im Buch beschriebene Biotensor nach Dr. Oberbach ist bei der Firma Bioplasma-Forschung, München, zu beziehen. Es können aber auch andere Tensoren beziehungsweise Einhandruten zum Einsatz kommen.